The Valedictorian of
Being Dead

*The True Story of Dying
Ten Times to Live*

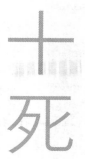

十死换一生

我战胜了抑郁症

[美] 希瑟·B. 阿姆斯特朗（Heather B. Armstrong）——著 　　仝琳——译

U0258541

中信出版集团 | 北京

图书在版编目（CIP）数据

十死换一生：我战胜了抑郁症 / (美) 希瑟·B.阿姆斯特朗著；仝琳译. -- 北京：中信出版社，2021.5

书名原文: The Valedictorian of Being Dead: The True Story of Dying Ten Times to Live

ISBN 978-7-5217-2941-2

Ⅰ.①十… Ⅱ.①希…②仝… Ⅲ.①抑郁症—诊疗 Ⅳ.①R749.4

中国版本图书馆CIP数据核字（2021）第044995号

十死换一生——我战胜了抑郁症

著　　者：［美］希瑟·B. 阿姆斯特朗
译　　者：仝琳
出版发行：中信出版集团股份有限公司
　　　　　（北京市朝阳区惠新东街甲4号富盛大厦2座　邮编　100029）
承 印 者：天津丰富彩艺印刷有限公司

开　　本：880mm×1230mm　1/32　　印　张：10　字　数：178千字
版　　次：2021年5月第1版　　　　印　次：2021年5月第1次印刷
京权图字：01-2020-3446
书　　号：ISBN 978-7-5217-2941-2
定　　价：58.00元

为了纪念——明妮·安·麦圭尔

目 录

序言 V

一　/　呼唤天使的声音 001

二　/　我只有两只手 021

三　/　迈克尔·杰克逊吃的药 035

四　/　我有多想死 041

五　/　生命的另一头没有记忆，没有梦，没有光 055

六　/　马拉松新手训练 065

七　/　神经系统警告 079

八　/　请出示你的证件 087

九　/　自杀意念的谎言 101

十　/　玉米片蘸莎莎酱 119

十一 / 交友软件 145

十二 / 亲爱的家人朋友 165

十三 / 完美契合 173

十四 / 雪融 191

十五 / 奉主耶稣的名，阿门 197

十六 / 远逝的亲人 219

十七 / 心灵的密室 247

十八 / 星期日的恐慌 271

十九 / 夏令营的尾声 277

二十 / 我的使命 285

尾声 295

后记 301

致谢 305

"我妈妈嫁给了撒旦，等下回他来的时候你们就明白我妈妈为什么要跟他离婚了。"

我说话有些含混不清——刚从麻醉状态醒来的时候常会这样。我环顾四周，寻找母亲的脸庞，好拼命地朝她点头示意。我想让她向在场的三名护士证明我说的是实话。她们有必要知道。在那个时刻，这是我们能谈论的最重要的事。我执意要讨论这件事，就好像我在宴会上喝多了，坚信只要我大喊"我没醉"，别人就不会不再理我，我反倒会说："你知道吗？如果你只大喊了三次，我可能不会相信你。第四次就不一样了。你第四次大喊的时候，我改变了主意。"

母亲没理我，而是清清嗓子，问我感觉如何。她竟然问我感觉如何？我几乎脑死亡了 15 分钟。我感觉太棒了！要是你想死，那么没什么比这种体验更接近真实的死亡了。

噢，我"死"得可真是太好了。后来，米基医生常跟我母亲说，在参与这项研究的三位病人中，我的大脑活动中止得最快，中止的时间最长。我没有听到医生跟我母亲说这些，因为他俩每次这样讨论的时候，我都处于濒死状态。但母亲会跟我说我"死"后发生的事情，说她如何跟医生讨论我们家族的抑郁病史。在母亲说我表现得令人称赞的时候，我会提醒她，当我想做一件事的时候，我总是努力做到极致。

没谁比我更会死。

那些说我母亲嫁给了撒旦的话，是在第七次治疗之后说的，这并非我从麻醉中醒来时说得最离奇的话。更离奇的一次是在第一次治疗之后，那是我平生第一次接受麻醉。我上气不接下气地怒喊道："孩子们上钢琴课要晚了！"当时，我眼前一片模糊，我挣扎着眨眼睛，勉强辨认出房间里五六个人的轮廓。在麻醉的状态下，他们对我来说都是陌生人，而且他们都在嘲笑我。

第一次从濒死状态中醒来时，我做了个梦，那是第一次，也是唯一的一次。梦很短，但对我和母亲的影响却一点儿都不小。母亲是积极的摩门教徒，身边的人也都是积极的、只喝无糖可乐的摩门教徒，她没怎么接触过狂怒的醉鬼，但在那一刻，母亲立即义正词严地制止了正在大笑的满屋子人，告诉他们，我说的是一件非常严肃的事情。

问诊的时候，米基医生跟我说，从麻醉中醒来可能需要 20 分钟到一个小时，而在我的梦中，这个时间比他所说的漫长太多了，长到我第二天晚上送孩子们去上每星期一次的钢琴课都要晚了。我惊慌失措，惊恐无比。过去的 6 个月里，每当下午坐下来陪小女儿练钢琴的时候，我都是这个状态。那时，马洛刚 7 岁，她从小学二年级的秋季学期就开始上钢琴课了。她一直都对音乐挺感兴趣的，偶尔会弹几下钢琴，因为姐姐利塔已经上了几年的钢琴课。

我永远不会把自己想死这件事归咎于每天陪女儿练琴。这只是那次长达 18 个月的抑郁发作的一个转折点。然而，这样的转折点太多了，每个转折点都朝着越来越坏的方向发展。但马洛居然在钢琴的高音键上磕伤了额头，这件事比其他任何事情都更糟，它让我彻底崩溃了。我躲在衣橱里不让孩子们看见，我给母亲打电话，高声尖叫。我拼了命地不让孩子们看到我的痛苦，而衣橱是家里最隐蔽的地方。我总是希望衣服能消掉声音。有时，我尖声叫喊着说话；有时，我会让痛苦的声音在喉咙里爆发。（想象一下猪圈着火时一头猪发出的声音。）有时，母亲刚说了一句你好，我便无动于衷地说："我不想再活了。"

我给了大女儿读懂并在钢琴上弹奏音符的能力，把音乐带进了她的生活。我也想把这个送给马洛。似乎只有这样才够公平。但我钢琴弹得不好，而孩子们的父亲，一个科班出身的钢琴家，已经搬到 2 200 英里 ① 以外的地方。利塔弹钢琴的时候，有父亲帮忙，而这现在已经不可能了。现在，我是一个单身妈妈，还做着一份全职工作。我已经坚持 3 年了。马洛每天练琴的硬性任务就落在了我的肩上。又多了一项任务！而我像玩杂耍的，手里耍的刀已经够多了。母亲求我放弃，让我往长远看，马洛离了钢琴一样能过得很充实。

但这个要求有些过分。当一个人已经抑郁得不想活的时候，让她放弃任何事情都是不可能的。父亲的离开已经在马洛的心中留下难以弥补的缺憾，我不想因为她父亲不在而把她学钢琴的权利也剥夺了。我决不允许。也正因如此，我心甘情愿地想死。

这就是我在医院大喊"孩子们上钢琴课要晚了"时，母亲深受触动、深受打击的原因。当我从有望让我不再想死的麻醉实验中醒来时，我居然提到钢琴这件"让我想死的事情"，可真够合时宜的！母亲让屋里的人安静下来。她求着他们不要笑，这让我想起我在电话里求她："求求你，求求你让我死吧。"

---

① 1 英里≈1.61 千米。——编者注

一 / 呼唤天使的声音

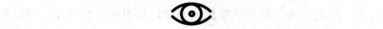

初次接受治疗的一个月前，我跟我的心理医生约了个时间面谈。这是他要求的，得先进行面谈，他才同意再给我开药。在一般情况下，当我需要再开点儿安定片、加巴喷丁或者曲唑酮的时候，他的秘书会通知药房。但我已经 9 个多月没去见医生了。他问我为什么没有按时预约，我跟他说，我很忙。我跟每个人都是这样说的。他们无法理解，一个需要全职工作的单身妈妈，每一天的日子是怎样过的。"对不起，我不能跟你一起喝咖啡。我不能跟你一起吃午饭，我不能参加读书会，我不能帮忙筹备二年级的万圣节晚会。"我很忙，让人无法理解、近乎疯狂地忙。

但一句"我很忙"却不能让劳里·布什内尔医生就此罢休。他是大学神经精神研究所（UNI）电休克疗法（ECT）中心的主任，办公地点在犹他大学。我来到他的办公室，坐在他对面，身体如死尸般僵直。布什内尔医生忽地把笔记本放在桌子上，有点儿生气地斜了斜下巴。他解释道，抑郁一旦发作，越是长时间放任不管，病人就越难从谷底爬出来。他对我很生气，摇了摇头。我怎么就能这么长时间放任不管它？为什么我等了一年多才来找他求助？当抑郁症状再次出现的时候，我为什么没有给他打电话？

答案很长，也很复杂，所以我用一句话总结为："如果我前夫知道我这么抑郁，他会想办法把孩子们夺走的。"

我终于把这话大声说了出来，这次不是对着我母亲或者谈话治疗师。通常，我都是尖叫着跟我母亲说出这句话的。我深刻地记得前夫威胁我的话，他说他要把我的孩子们抢走。每天早晨，每天中午，每天晚上，每个忙碌的时刻，还有"每件必须做的事情"，所有这一切统统被笼罩在这个无比真实的威胁之下。他说，我身上那种"一直存在的自杀意念"已经使我不配再当母亲。但在他还没来得及在权威人士面前力证这一点，好剥夺我的抚养权的时候，他就搬去了纽约。3年多来，我竭尽全力，一面抚养两个女儿长大，一面全职工作。我觉得，凡是跟我有同样经历的人，脑海里肯定都一次、两次，或者很多次闪过这样一个念头：要是明天能不醒过来就好了。这并不是因为我们有自杀倾向或者不想活了。我们知道没有这个选择，我们是永远不会这样对待孩子们的。我们只是想休息一下，而有时候休息的可能性实在渺茫得令人绝望。

"希瑟，如果你前夫发现了，他会怎样做并不重要，你如果死了，这一切就更不重要了！那时候他肯定会发现的！"布什内尔医生这样说道。我还没跟他说，我非常愿意死。如果从病人口中听到这个字眼或者类似的字眼，医护人员是要履行某些义务的。我不想被强制送进某种机构。但我什么都不必说。

"一般我会问问你的感受，但现在你什么都不用跟我说。你脸上已经写满了，你的眼神都被偷走了。"

他突然从椅子上站起来，走到办公桌前，拿起了手机。过了一会儿，他拿着手机回来了。他再一次坐在我对面，对我说："我有个想法，我希望你能慎重考虑。"他刚才给他同事——布赖恩·米基医生打了个电话，问他是否还需要更多的患者参加电休克疗法的实验研究。我一直在旁边坐着，一动不动。米基医生正在研究另一种电休克疗法，这种电休克导致的抽搐副作用可能相对更少。他听说早在20世纪90年代就有人用异氟醚麻醉，来模仿电休克疗法。但在米基医生的研究中，他首次使用异丙酚麻醉来模仿电休克，这种药的副作用相对不那么强烈。

布什内尔医生跟我解释说，这种疗法就是通过静脉注射麻醉患者，让患者直接进入睡眠状态，大概每星期3次，一共10个疗程。这项研究是为了弄清楚"暴发抑制"，也就是让脑电波活动平静下来，能否缓解抑郁的症状。说是让脑电波活动"平静"下来，不过是一种委婉的说法，其实就是让脑电波活动"降至零"，或者"近乎脑死亡"。布什内尔医生更喜欢将之称为"一次让人自我感觉更好的诱导性深度昏迷"。麻醉师把这叫作"深渊"。

"她现在就在我办公室里坐着呢，"布什内尔医生跟米基医生这样说道，"嗯，好的。我跟她说。"挂了电话，他跟我一一介绍了这项研究的细节，问我愿不愿意看看正式的文件。

"希瑟，你是最完美的研究对象。"布什内尔医生说，"你有抑郁史，你们家族也有抑郁史。最近一次抑郁发作已经持续了一年以上。你年轻，又健康，而且……"医生停顿了一下，两手放在膝盖上，身子往前倾了倾，"而且最重要的是，我知道这肯定能行。"

我离开了他的办公室，手里拿着一沓文件，还有一份我最终会签字的免责声明。这份声明意味着，如果我在这 10 次濒死的过程中出现了任何意外，医院和所有跟这项研究相关的人员都不用承担责任。治疗的地点跟布什内尔医生的办公室就隔着一条走廊，在大学神经精神研究所南侧的电休克疗法中心，这栋建筑坐落在名叫"虹彩路"（Colorow Way）的蜿蜒小道上。我开车离开停车场，去超市买了两个金色的聚酯薄膜气球——超大的数字"1"和"3"，因为那天是利塔 13 岁生日。我要给她的几个朋友准备生日派对，而气球最能营造欢乐的气氛。

"没想到一充上氢气，这数字气球会变这么大！"我对一位帮我拿货的女士这样说道。我一边发愁到底该怎么把这么大的玩意儿塞进车里，一边想着布什内尔医生刚刚跟我说的那番话。

"谁都想不到！"那位女士一边给数字"1"扎口，一边这样说。

"等会儿我把两个数字一颠倒，大家就会以为是我过 31 岁生日，"我这样说道，"我看起来绝对可以再年轻十多岁。"我一边说，一边夸张地用手从头到脚比画了一下，仿佛在展示一位大美女，只不过这位美女穿着破旧的灰色连帽衫、黑色的瑜伽裤，她前天晚上睡觉穿的就是这身行头，头发已经 6 天没洗了。

"亲爱的，"她边给数字"3"充气边接话儿说，"我都快 60 了，所以我只求自己能跟你一样有气色。"

那位女士在两个气球上各绑了一段缎带。我付了钱，尽量优雅地拿着这两个硕大无比的数字出了门。我的 SUV（运动型多用途汽车）整个后座都塞满了，我不得不调整后视镜，把脑袋伸出窗外，总算勉强腾挪出了停车场。我女儿今天正式成为一名青少年了，我心里想着，就算我真的撞到了什么人或者什么东西，他们也得原谅我。从商业街开出来的时候，我长舒一口气，觉得自己在笑。

20 分钟后，我到了家，我给母亲发信息，问她能不能和我聊一聊。我跟母亲都是这样沟通的，如今这也是大家唯一认可的电话沟通方式。还记得我小的时候家里只有一部座机，缠绕的电话线就从门底下穿进姐姐的房间，我要打电话的时候就用拳头砸姐姐的房间门。谢天谢地，终于不用生活在那样的地狱里了。母亲立马回了信息："可以。"在这一年半的时间里，真不知道母亲有多少次都是这么回的。

"我刚才在店里跟一个店员开玩笑了，"电话接通了，母亲刚说了句你好，我就这样脱口而出，"我不知不觉地就这么做了，感觉很正常，很轻松。我都记不起上一次跟别人开玩笑是什么时候了。我不仅跟一个陌生人交流了，还对她笑了。我想不起上次想这么做是什么时候了。"

只要我不是躲在衣橱里朝母亲吼自己想死，只要是跟母亲平心静气地正常打电话，我就会在客厅里绕大圈子。当我第三次路过钢琴的时候，我开始哭起来。母亲问我有没有事。我没事，我真的没事。不光没事，还挺好的。我只是有些不知所措。我眼里满含泪水，只是因为感到紧张。因为只有我是家里最疯的那个，只有我需要去医院接受治疗。还不是去普通医院，而是去那种诊所接受治疗。就是大家都知道的那个地方，那个给精神错乱的人进行电击治疗的地方。

我当然是家里最疯的那个，那个败类，那个脱离摩门教信仰、加入民主党的人。我就是那个蠢蛋。

可尽管如此，这是一年多以来我第一次感觉到了希望。我感觉，或许我可以不用一辈子都是这种感觉了。如果什么都不做，我可以肯定，自己的余生将在想死的感觉中度过。我都已经放弃了，想着就这样一辈子想死吧。可是，如果可以改变呢？如果布什内尔医生说的是真的呢？如果治疗有用呢？

"我们做！"母亲打断了我的思绪，向我保证会跟我共渡难关。她的话语坚定有力，不容置疑。

"但你得开车——"

"我才不管我得干什么呢。哪怕叫我飞上月球再飞回来，我也愿意。我们做这个治疗。"

我把精神科医生解释给我的话原样讲给了母亲听。虽然她说她不需要听这些细节，我还是让她听我讲完，好像只有这样我才能对自己感觉到的希望多一份信心。

首先，我得满足一系列相当严苛的条件才能接受治疗。我不能对什么有瘾，不能有人格障碍，不能处于狂躁期。抑郁症发作得超过一年，要达到我现在这种严重程度，而且还得是治疗无效的难治性抑郁。我的情况完全符合，因为我服用抗抑郁药有 12 年了，已经不管用了，一年前我做出一些调整，但也没怎么起效。虽然我晚上还能入睡，但我吃的药已经无法帮助我正常生活了。其次，电休克疗法是已知的对抗难治性抑郁最有效的方法，哪怕像氯胺酮这样的药物，其有效性也很有限。电休克疗法的原理是通过电击大脑，产生类似于癫痫发作的效果，这会导致大脑活动暂时中止。据说，这正是治疗的关键。就像计算机重启一样。大家都知道，计算机有了问题，有时候只要关机重启几次，就能解决应用程序崩溃的毛病。所以，大多数接受电休克疗法的患者都要经历 10~12 次的治疗。大脑每重置一次，就会有一点儿好转。再次，以往的研究使用的是叫作异氟醚的麻醉药，效果虽然不错，但麻醉效果比较难退去，会令许多患者烦躁不安，而且总是有恶心的副作用。米基医生针对异氟醚麻醉法，做了更严格的随机研究，但是没有成功。他只好另想他法。异丙酚和异氟醚都能抑制脑电波活动，他产生了用异丙酚做研究的想法，并最终成功了。虽然同为麻醉药，但异丙酚在临床试验中的表现比异氟醚的副作用小多了。正是这些原因，我才同意做这项"在母亲面前死 10 次"的治疗。

　　几个月后我才知道，母亲挂上电话的那一刻，便瘫倒在继父怀里哭了。她哭，是因为她从我的声音里听到了希望。在她听来，这简直就是她每夜祈祷召唤的天使的声音。她依然每晚祈祷，召唤天使。整整 4 个星期之后，治疗开始了。

＊＊＊

　　"还有这个……你看到这个瓶子了吗？"那是我第一次接受治

疗，麻醉师在跟我一一解释会发生什么事情，以及为什么。共有 5 个麻醉师参与，今天值班的是塔德勒医生。我很感激他这么仔细。我点点头，因为我紧张极了，已经不会说话了。在后面的治疗中，塔德勒医生扶着我的胳膊。我太需要这一丝温暖了，这让我安心。我真的害怕极了。我签了知情同意书，上面列着可能出现的副作用，有一条是死亡：

> **风险：**
>
> 罕见（少于 1/10 000)：可能引发危及生命的心律失常（心跳不规律）、呼吸骤停（无法呼吸）、心肌梗死（心脏病发作）、中风等并发症，甚至死亡。

即便我想死，第二天晚上也得送孩子上钢琴课。我如果死了，她们就迟到了。

"这个是芬太尼，这是一种阿片制剂。给你开这个药，是防止你从麻醉中醒来时头疼。就是这个。"然后，他举起一个稍微大一点儿的瓶子，里面装着乳白色的东西。一名护士和米基医生的研究助理合力用一个正方形的电极片把一条线固定到我的额头上。电极片上的小钩子紧紧地钩在我的皮肤上，我感到一丝疼痛。每次治疗结束后，我在神志不清的时候常常会想，我的额头不是用其他的电极片材质做成的，电极片怎么就贴在我额头上了呢？

护士又检查了一遍，确保连接每种药的管子都牢牢地固定在22号注射针头上。30分钟前，他们把这个针头插进我的血管里，并紧紧地固定在我的胳膊上。天哪，那个针头，那个扎针的整个过程真是太可怕了！我从不怕看见血，也不怕抽血，以前每次都会向抽血医生炫耀一番："不用看我，你扎就是了。真的，我连眼都不带眨的。"可是，那时我还没见过这样的针头。我第一次看见这个针头的时候，想起了《大白鲨》中罗伊·施奈德饰演的警察第一次瞥见大鲨鱼的情形。

"你需要个大点儿的船。"

我伸出右臂，放在窄窄的桌子上。桌子那头坐着莫莉，她是我第一次治疗时的抽血医生，她正往计算机里输入我的药物史。她一边准备扎针需要用的东西，一边跟我闲聊了几句。要准备的东西可真不少。

我跟她炫耀自己光荣的抽血史，唠叨着，自从不使用任何止疼药顺产生下马洛开始，就算直接用头撞墙我也不在话下。她点点头，跟我分享了自己生孩子的故事。有一次，她还没来得及赶到医院，儿子就像一发炮弹从产道里射了出来。我总能快速找到自己的同类：我能立马感知我的幽默是招人喜欢的，还是让人唯恐避之不及。莫莉属于前一类，所以，我自然就跟她讲了我生二女儿时的情形。负责接生的医生第一次负责顺产，她觉得十分惊奇，一边给我缝合侧切伤口，一边叽叽喳喳没完没了。我的助产士只得制止她，跟她说："晚会儿我们再聊这个吧。"

听了对方的故事，我俩默契地摇摇头。然后，她说得查看一遍我以往服用的药，跟我确认上次服药的时间。

"这得耗费一整天。"我提醒她。

她在计算机上找出我的药物史，从头往下拉。就这样拉了似乎有几个小时，她噘噘嘴，点头说："我见过比这更夸张的。"她果然是我的同类。

每一次治疗之前，甚至每一次扎针之前，抽血医生都得过一遍这个单子。

"这个?"他们问。

"昨天晚上。"我答。

"这个?"

"昨天晚上。"

"这个?"

"昨天晚上。"

就这样一问一答，直到……哦，等等，还没结束，我们还没翻到最底下呢。

我服用的药物只有一样不是治疗抑郁和焦虑的，叫呋喃妥因胶囊，是因为我的尿道形状异常，在发生性行为之后容易感染。

我在摩门教家庭长大，没接受过什么性教育。哪怕一句建议、一声警告都没有，什么都没有。提示？哈！哪怕会造成尿路感染这样的提示也没有。真是可怜得很。我第一次发生性行为就得了尿路感染，因为没人跟我说："有性行为之后你得去小便，所以之前就要保证膀胱充盈，完事之后立马去小便。"

有几年的时间，这个办法还有用。后来就没用了，所以我每次都要立马洗澡。后来有了孩子，我就不管什么策略方法了。小便不管用，洗澡不管用，我才不要听这些有的没的呢。我打算什么都不做了，因此每一个治疗尿路感染的偏方在我身上都不管用。我还为此到处吹嘘。现在，每次有性行为，我都会吃抗生素，一次不落。只吃一种药——幸亏不是一个疗程，一种专门攻击尿道细菌的药。

莫莉读到呋喃妥因胶囊这个药时，她读了好几次才读对。

"呋喃妥因胶囊。"我纠正她。

"哦，好的。呋喃妥因胶囊，"她说道，"你上次吃这个药是什么时候？"

"哈哈哈哈哈！"我就笑啊笑，根本停不下来。在莫莉身边，我感到很自在，所以就跟她好好解释了一下。"我只有在有性行为之后才吃那个药。预防尿路感染的。"

"所以……"

"很久很久很久以前了。这事跟我完全不相干了。或许我得吃点儿，以防身边乱飞的蝙蝠让我感染。"

后来有 4 次都是莫莉给我抽血，每次到这里，我都会打断她，跟她说："依然没有，莫莉。依然没有。"

我很高兴第一次给我扎针的是莫莉，整个过程太可怕了。这个针头的尺寸明显比其他电休克疗法用的针头大得多。因为算上我，一共才有 3 个人参加这项研究，所以莫莉和其他抽血医生都还在不断适应这个大针头。每次扎针前的动作都跟抽血是一模一样的，甚至包括，每次我会看看手肘内侧鼓起的血管，跟他们开玩笑："有好几个医生跟我说过，海洛因对我挺有效的。"

莫莉点点头，感激我让她工作的时候还能这么轻松愉快。她在我肩膀那里扎了根止血带，然后用手按了按一根鼓得跟小拇指一般粗的血管。然后，她把针猛地扎进我的胳膊里。可能我不该说得这么直接，该提醒一下你的，免得你晕针或者晕血。可是我当时就是这么猝不及防地被扎了一针，紧张极了。治疗开始之前的16~18 个小时，我得禁食，禁食之前的几个小时还不能喝水。所以，每次我都又饿又渴，身体极度脱水，这简直是抽血医生的噩梦。再加上我通常极爱喝水，这可是会毁了我光辉的抽血史的。

不管去哪儿，我都会带个水杯。假如我现在要出门，往车里随便瞥上一眼，肯定能在前座上找到至少 5 瓶水，中控台和车门上的每个杯座里都有。我放这么多瓶水，就是怕万一我去超市，超市的水被卖光了。

莫莉至少扎了 5 次，终于把针扎进我胳膊。即使当时血管鼓得像颗葡萄，针头也是不愿意进去的。真是难受极了，难堪极了。感觉就像有人拿根树枝，从胳膊肘一直捅到肩膀，还把我的肱骨接到电源插座上，不停地开关电源。当莫莉终于扎好针——不只是针尖，而是整个针头都扎进去——她已经气喘吁吁，满头大汗，而我已经头晕目眩了。

***

母亲说，她总能知道异丙酚什么时候起效。我模模糊糊地记得自己双手握拳，放在胸前，其他人都忙着整理药瓶、管子、线等等。我一紧张，就会紧握拳头。大女儿出生后，我得了产后抑郁。她睡着的时候，我总是蜷缩在屋子的角落，两只手紧紧地握拳，放在下巴那里。很多时候，我没办法把手伸开，就用嘴、用牙把手指头撬开，伸开手掌，支撑着自己从地上站起来。不多会儿，每个手指头上都显出牙印来。

这回，我是躺在病床上的，胳膊上插着针头和各种管子，我没法把手放在下巴那里，这让我觉得很不适应。在家的时候，我一般会跑到沙发或床上，像婴儿一样蜷缩着，紧握的双手就放在下巴那里。要是不在家里，我就跑到车里去，钻进后座，把马洛的安全座椅一把推到地上，身子缩成一团，面朝下躺下来，免得路过的人看见我恐慌发作的样子。要是他们看到我的脸，他们会看到恐惧；但是要是他们看到的是我的后脑勺，他们就会以为我在小睡。没错，在车里，在超市停车场。

因为被各种设备挡住了，我只得把手放在胸前。母亲说，我的拳头攥得特别紧，关节好像都要刺破皮肤，要断了一样。我紧张极了，害怕极了，不是怕死。我不怕他们无法让我从麻醉中醒来，我是怕我永远摆脱不了这种感觉，这种总是想死的感觉。我能记起没有这种感觉是什么时候，但我记不起那是一种什么样的感觉。

异丙酚起效了。母亲说，她能看到我的拳头放松下来，双手轻轻地滑落到病床上，手指是那么枯瘦。这是麻醉药起效最直观的表现。母亲明白，她见过其他人麻醉的样子。当然，跟我这个情况不一样，他们不是为了让自己接近脑死亡，不是为了让她自己的女儿接近脑死亡。

第一次，他们刚给我看了芬太尼和异丙酚的药瓶，还没一分钟，我就感觉特别不对劲儿。护士刚刚把电极片贴在我额头上，我还听到有人说，芬太尼很快就要起效了。塔德勒医生刚刚触摸我的胳膊，他手上的余温还在。但突然间，房间里的每一个形状、每一个线条、每一个身影都开始融化。墙壁像燃烧的蜡烛一样滴落，在地板上凝结。所有的脑袋、胳膊、躯体都变成奇奇怪怪的卡通形状。鼻子和头发变成了三角形的利器。有人的嘴巴咧开了，充斥着整间屋子，大笑着，树干一样大的牙齿就紧贴在我面前。

"不对！不对！"我竭力尖叫，但芬太尼已经起作用了，我的尖叫微弱得就像耳语。母亲说，在我说话之前，她就觉察到哪里不对劲儿。我脸上的表情由害怕变成了惊恐。我闭上眼，不想看着这些人在我眼前融化。然后，就什么都没了。有那么一小段时间的空白，完完全全的黑暗。然后，我意识到自己麻醉的时间太长了，该醒了。距离孩子们上钢琴课只有 36 个小时，我在这里花了太长的时间。得有人跟医生说，让他快点儿，不然我们就要迟到了。得有人跟他说啊！钢琴老师的脸庞出现了，是透明的，飘忽不定，无法看真切，我能透过她的额头和两颊看到医院的墙。这让我想起《绿野仙踪》里的一幕。多萝西家的房子被龙卷风卷走，窗外有许多人和动物一一飘过，我还能看到他们身后的龙卷风。钢琴老师就跟埃姆婶婶一样，神情关切地在找我在哪里。我怎么还没出发？我以前从未迟到过，我又没法亲口告诉她我在努力。是的，我在努力。

我心想，兴许多眨几下眼，她就会多一分真切，她就能看清楚我。所以我就努力眨眼，我眨啊眨啊。但她的脸消失了，她额头后方的墙壁变成了人的形状。有两个人在我面前。我又眨了下眼。右边一个人，左边两个人。钢琴老师去哪儿了？我找不到她。我不停地眨眼，最后终于能发出声音了。

"孩子们上钢琴课要晚了！"

他们立马把病床推进隔壁房间，我就在那里度过一段恢复期。他们会递给我一瓶苹果汁，然后问我一堆问题。我记得自己真是渴极了，就像灌啤酒一样，咕咚咕咚一口气喝完，然后醉醺醺地大喊："再来一瓶！"

"你能说出自己的名字吗？"有个人问我。这个人我从来没见过，治疗开始的时候他不在。

"你是谁？"我回了句。我不是疯了，我只是有些惊讶，有些醉，不明白怎么凭空多了个陌生人。

"我是克里斯。我在恢复室工作。"他这么答道，"你能跟我说说你是谁吗？你的全名？"

"我叫希瑟·B.阿姆斯特朗。"我答道。

"非常好。那你跟我说现在是哪一年？"他继续问。

"1979 年。"我答。

"19——多少？"

"79 年。"我慢悠悠地、毫不客气地说。

"会不会是其他年份？你再想想？"

所有人都面面相觑。我真是特别讨厌别人这样。我生气，是因为这让我有点儿恐慌，好像就我一个人没听懂人家的笑话，或者其他人都知道楼要塌了，但就是不给我提个醒。

"不是 1979 年，是不是？"我问道。母亲没有给我提示。她望着继父，继父望着她。每次治疗，他俩都会陪着我。为了能让我参与这项研究，他俩连续 4 个星期，每星期 3 天，每天至少要牺牲 8 个小时。参与研究的条件不仅包括治疗之前 16~18 小时的禁食，还需要有人开车送我回家。这跟其他手术或麻醉治疗的要求一样：醉酒不宜操作重型器械。但我得接受 10 次治疗。我得麻烦别人 10 次：第一周两次，第二、第三周各 3 次，第四周两次。次数可真不少啊。这就像把自己的孩子递给别人，然后说"帮我抱一下，我系个鞋带"，之后人就消失不见了。

更麻烦的是，我总是得到前一天下午才知道治疗的具体时间。这得看当天需要电休克疗法的患者有多少。由于我这个是实验性质的研究，医生无法确定我是在 20 分钟之后醒来，还是在一个小时之后醒来，所以我得排在当天的第一位或最后一位才行。我只有第一回排在第一位，7 点 20 分就进了治疗室。那是第一次治疗。

按计划，母亲和继父会在 7 点来接我。但他们 5 点 45 分就来了，我的闹钟都还没响。他们总是习惯什么都早早地做准备。

我们几个兄弟姐妹总是拿这个开玩笑。

"母亲说我们下午 5 点在你那里碰面？"

"是的，5 点到 5 点 30 分最好。"

"也就是说，母亲会——"

"中午就到。她中午就会到。"

我们这样当她的面说笑的时候，母亲从不介意。在我们家，这是必备的素质，因为互相取笑就是我们表达爱的方式。这听起来不怎么样，但这意味着我们相处十分融洽，所以才会互相挑毛病，然后公然拿出来说笑。要是这毛病真让我们恼火，我们就不拿来说笑了。是的，我们会固执地默默忍着，任由这"恨"意发酵，直到变成了溃疡，然后进急诊室。有一回，我哥就在医院住了 3 天，原因是父亲不愿意给餐厅服务员多付 5% 的小费。

在 10 次治疗中，我没有答对一次日期。一次都没有。从麻醉中醒来时，他们会问我叫什么名字，我 10 次都答对了。但当他们问我这是哪一年的时候，我总是回答 1979 年或 2012 年。我总是回答这两个年份，每次都是。要是我在恢复室的时候写支票，母亲恰好在旁边，她完全有理由说："你肯定知道的吧，银行是不给你兑 20 世纪 70 年代的支票的。"

二 / 我只有两只手

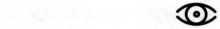

第一次治疗的那天早上，我定的闹钟还没响，母亲和继父就把我叫醒了。我们随即开始筹划接下来的两个小时怎么安排为好。我提议，让继父开车送我，送到地方就放下我，然后他回家，和母亲一起送孩子们去上学。这事儿看起来轻巧，解释起来却异常复杂。不过，在当时那种情况下，还真是挺复杂的。第一次治疗的时间太不凑巧了，完全打乱了我平日里安排孩子们上学的程序。我这个程序就好比军队的铁律，是不可动摇的，必须如此。

"我只有两只手！"在过去的一年半里，几乎每天晚上我都会这样向母亲哭诉。有时候我躲在衣橱里，好让挂着的衣服消掉我痛苦的哭泣声，不让孩子们听见。有时候我跑到房子的另一端，找一个黑暗的角落，可以一只手拿住电话，另一只手握住大腿，这样，我的手就不会攥成拳头打不开了。

"你在哪儿？孩子们在哪儿？"母亲会问，她总是竭力掩盖声音里的恐惧。

"她俩睡了。听不见我说话。妈妈，我做不到，我只有两只手！我只有两只手！"然后，母亲任由我哭个够。她在电话的另一端坐着，听我歇斯底里地吼叫，把身体里的痛苦发泄出来。我自己一个人的时候，也哭个不停——我每天都哭。有时候我也洗澡，希望脸上的热水能给眼睛消消肿。每次洗澡我都会哭，当然，我洗澡的次数并不多。我总是没力气洗澡，没力气换衣服，没力气梳头。

"洗个澡就舒服多了。"人们总是这样跟我说。我想跟他们说的是，这话不能跟一个想死的人说，哪怕本意是好的也不合适。我这一生中洗过很多次澡，几百几千次澡，我知道洗澡是什么样子的，但这种感觉不是洗澡能洗掉的。事实上，每次洗澡，我得好好地站在那里，鼓足勇气，等待水花打在我的皮肤上。那种从干到湿一瞬间的改变，就好像全身每根神经都触电了一般。我不仅活着，还全身湿漉漉的。我能理解猫咪洗澡的时候为什么会抓伤主人。

洗完澡，又是同样的变化，只不过这次是从热到冷，冷得叫人无法忍受，我甚至得扶着洗脸台，才能不让自己瘫软在地上。周围的空气已经够凝重了，现在我还得承担头发上水的重量。擦干脸，我发现热水也无法治好肿胀的双眼，我就得编造各种借口，应付那些见到我就会问"怎么了？没事吧？"的人。

不同的人，我的答案也不同。

"我没事，只不过昨天睡得太晚了。"

"没别的，这周的事情实在太多了。"

"忙小孩呀。我昨晚一点儿没睡。"

"没事的，补个觉就好啦。"

我还十分不愿意面对自己的身体，所以我总是连着三天不换衣服，清一色的瑜伽裤、运动背心和 T 恤。如果 T 恤沾上了咖啡或饭渍，就用婴儿湿巾擦一擦，清理一下。要是嘴里掉出渣子，我就直接抖到地板上。也正因为这个，我养了条狗。

我不能理解，这么短的时间，我的身体到底发生了什么？为什么我低头看自己的肚子和腿，却看到这副奇怪又陌生的样子？我恨透了自己的身体。我本来生得又高又瘦，但如今我身体的每一寸都那么臃肿、那么畸形。洗澡的时候，在水的映衬下，这一圈圈陌生的凸起愈发突兀，而我，仿佛为了自我折磨，总会抓起一团肥肉，上下抖上几回，像是要把它们喊醒，告诉它们该走了似的。

我的肚子最让我觉得不舒服，因为我平常穿的衣服几乎都不能穿了。没一件合身的，每一条牛仔裤都提不上去，总是卡在屁股那里，紧得好像要掐断一个人的脖子。它们以前穿起来总是那么轻松自然，就像爱人轻轻相拥一般。我肚子上凸出来的肉太明显了，甚至我直直地站起来，放松，从某个角度看，别人还以为我怀孕了。

这件让我抑郁的事情，我跟谁都没透露过。我不想听他们假意絮叨。他们一般会说："希瑟，你再长个十来斤也没问题。"或者说："希瑟，哪怕你再长十来斤，也没人能看出来！"

我能看出来。

很多人会跟我说，要接受自己的身体，接受它所有的不完美。但那个时候的我正处在人生中最黑暗的抑郁时刻，所以我要跟他们说闭嘴。我这么说，代表的是所有其他不愿意洗澡、不愿意看到自己身体的人，不论他们是胖还是瘦。等我不再想死的时候，我自然会重新考虑自己的身材，考虑拥有健康的身材观念。只是不知道那一天还会不会来临。

我感觉身体不像是自己的。我每动一下，这个念头就会冒出来。每次我伸手去拉冰箱门把手，想取点儿牛奶放在孩子们的早餐麦片里的时候，我都能感受到胳膊里侧磨蹭到了腰。但我感觉胳膊不是我的胳膊，腰也不像我自己的腰。我的身材，我的曲线不是这样子的。每次我去拿牛奶，都会这样想。

每动一下身体，我都会这样想。每一次呼吸，我都会这样想。要是你也觉得身体不像自己的身体，那么有点儿情绪也是无可厚非的，也很难不闹情绪，发自内心的情绪是没什么对或错的。我的情绪跟我身体的每个关节纠缠在一起，所以每次我弯下腿，或者挠下痒痒，我都能感觉这些情绪在尖叫。

二十几岁以前，我从未受过这种情绪的折磨。那个时候，我不会一连三四天甚至 6 天不换衣服。我会不吃东西，要是饿得实在受不了了，我会在不到 10 分钟的时间里，狂吃 3 000 卡路里的食物，然后立马催吐。

我姐姐的身材跟我完全相反。尽管如此，在我们还小的时候，我们总能听到父亲一遍又一遍地说："这才是漂亮女人该有的样子。"而他所指的，有时是电视上拥有性感曲线的金发演员，有时是杂志封面上身材娇小但胸大的模特。漂亮女人总是该圆润的地方圆润，该瘦小的地方瘦小。我们姐妹俩看着自己，跟父亲描述的样子完全不沾边。我们俩不漂亮。姐姐有曲线，但不够瘦，她总想跟我一样。我很瘦，却没有曲线，总想跟她一样。至少我还有 20 年不用时时刻刻都想着这件事，但我姐姐呢？她在一生中，没有一分一秒是不想着这事儿的。要是人们看到我漂亮惊人的姐姐，要是他们知道我姐姐有这些想法，我猜他们肯定会说："啊，天哪，她在想什么呢？她那么漂亮！她的曲线那么美！"一派胡言。

为了我姐姐，为了所有其他不得不一直想着这件事的女士，我会继续讲我的故事，但在这之前，请你们不要这么胡说了，别胡说了。我们会按照自己的节奏来，要是永远都做不到，那就做不到好了。

***

我和两个女儿每天早上的流程是最简单的，却是我最胆怯的。因为早上意味着醒来，意味着再次发现我还活着。我还活着！上天啊，这事总是一再地发生。

闹钟一响，我会立马弹跳起来，大口喘气，因为我全身的每个细胞都被焦虑瞬间点燃。曾无数次，我试图跟人解释这是种什么感觉，这种早上一睁眼，焦虑瞬间涌来的感觉。这跟恐慌发作不同。相比较而言，恐慌发作要轻松愉快多了。母亲时常问我，"它是不是又来了"，我总是回答"是的"，就好比早上醒来发现自己浸泡在一整缸醋里，全身就像着火了一般。那些我该做的事情，那些我还没做的事情，还有每一件可能需要做的事情，都一一在我眼前尖叫着呼啸而过，所有的声音都在发疯似的互相怒吼，口气里充斥着不满，好似敲锣打鼓般回响着，雷声震天。

然后我摁下闹钟上的"稍后提醒"，好让自己镇静下来，为"所有必须做的事情"做准备。我靠着枕头躺下，双手握拳，不自觉地伸往下巴那里。我能感受到脖子那里"突突"的脉搏跳动，节拍跟当天的焦虑程度一模一样。大多时候，我努力地一遍又一遍吞咽口水，强迫自己安静下来。

就这样摁了三次"稍后提醒"之后——这通常得花 27 分钟——我会关掉闹钟，直起身来，拖着双腿到床沿。我把身边的床头灯打开，低头看见自己黑色的瑜伽裤，全被汗打透了。我之所以穿着瑜伽裤睡觉，是因为我不想感受到床单或毛毯摩擦身体的感觉。我不想一早起来看到自己的皮肤。我不想换衣服，不想看见自己陌生的身体。经常有人跟我开玩笑说，希望能像我一样一天到晚在家办公，这样就不用换裤子了。你猜怎么着？我们压根就不脱裤子。我们可以穿着昨天的裤子睡觉，早上醒来很沮丧地发现自己依然活着。

然后我把自己拖下床，下楼去把可可放出来，给它喂食。可可是一只小型澳大利亚牧羊犬，那个时候它已经 9 岁了。我很爱它，但它总是咆哮、嚎叫，急于保护我的女儿们，有几次甚至从前门的门缝溜出去，追着某个外出跑步的人，把人家吓得够呛。我让它睡在狗栏里，也是为它的安全着想——免得我一气之下把它弄死了。

每天早上，它都会风雨无阻地嚎叫着冲上楼，和我讨要早饭。它会一边叫，一边像个陀螺一样转圈圈，而我则尖声喊着："停！停！停！停！"我浑身被汗水浸透，还要跟这个为了吃碗饭而上蹿下跳的"塔斯马尼亚恶魔"争吵个不停，那声音简直要把房子震塌。

随后，我再去利塔的房间，把她叫醒。哪怕是在最焦虑、最抑郁的那段时间，我依然珍惜她那里难得的安静。利塔的房间黑乎乎的，她睡觉没个正形，跟个风车似的四散开来，我永远猜不到哪是头哪是脚。我从来不敢直接坐在她的床上，因为弄不巧就会坐到她的胳膊或腿上。我学会了轻轻地慢慢地坐下，用手轻抚过她的脑门。要是我找不到她的脑门在哪里（这种情况很常见），我就用手在毛毯上来回摸索着找。她的毛毯通常都是在身上缠三四圈。最后，她会醒来。我俩都不说早上好，我很喜欢这样。她会用疑问的口吻说："待会儿我去厨房找你？"我喜欢这样。她知道自己还有珍贵的几分钟可以再睡会儿，因为我还得去叫马洛起床。

听完利塔这个不是问题的问题，我会来到马洛的房间。这会儿我的眼睛已经适应了黑暗，我能准确地判断该坐在她床上的哪个位置。马洛睡觉也跟个风车似的，而且她的床比较低矮，我常常发现她就像个海星，脸朝下，睡在地板上。

可能是因为马洛正处于这个年纪——不，我完全不信这个，我觉得这完全是因为马洛的性格，虽然我每天都不知道她今天的性格会是什么样的。有时候，她完全像个安静乖巧的小兔子，会立马搂住我的脖子。我会把她从床垫上抱起来，从房间直接抱到厨房。我和前夫都长得高高瘦瘦的，马洛也遗传了一双大长腿。每当这个时候，我会把脑袋埋进她的脖子，埋进她的小辫里，心里默念：记住这个时刻，记住这个时刻，记住这个时刻。记住她缺着门牙，称早餐华夫饼为"早圆"的时刻。

记住可爱的婴儿马洛，那个还没有因为舔狗耳朵而得皮癣的马洛——要好好记住那个马洛，因为很多时候，她醒来的时候似乎就是带着"把一切烧个精光"的指令而来的。她从不会一醒来就立马怒气冲天。不是这样的，她的怒气总是一阵一阵慢慢积累起来的。

利塔听到我们朝厨房走去，也会睡眼惺忪地从房间走出来。有时，她比较清醒，会看着我，好像在问："今天是哪个马洛？"不管我们抽到了什么牌，我总是朝她点点头，只是在向她示意我也在给自己加油。等马洛从台子底下拉出凳子，怒气冲冲地放下随身带着的毯子，坐下吃早饭的时候，一切便开始了。好像有个沉闷的声音在说：*又是这样！又得坐下吃亲爱的母亲准备的早饭？把这一切烧个精光！*

有时她会爬进椅子里，围上毛毯，然后开始发呆。有时，她脸朝下，趴在台面上，捂上耳朵，好像我跟利塔谈论勺子的谈话傻透了。有时，我问她要不要华夫饼，或者来碗麦片粥，她还会回答我。通常这个时候，我们就知道她的怒气有多大了。有时，她会绝对安静地吃完早饭，有时她会一边吃饭，一边无比详细地跟利塔说她此刻以及前一天晚上所做的事情是完完全全、彻彻底底地错了。然后，她俩开始争吵。

利塔比马洛大 5 岁，她知道自己不应当一味地为自己争辩。马洛偏偏想让利塔争辩，所以就故意说："噢，你看，你又错了。"这种争吵对我来说是个刺激，尤其是在我想让每个人准时出门的早上。为了平息争吵，我会放下我正准备往切掉边的白面包上涂巧克力的刀。（这种"三明治"是我给马洛准备的午饭，只有这个她才不会一点儿不吃地拿回家。）我会当着马洛的面告诉利塔："你知道她在故意引诱你。你就像一条吃了诱饵的小鱼，恰好上了她的当。"

"可她说我嚼东西的时候张着嘴，但我没有张着嘴！我没有！"我明白。我知道被人故意曲解是什么滋味，明明我在做一件事情，偏偏有人说我在做相反的事情。

"我们俩都知道你没有，你自己也知道你没有，这就够了。"我一边忙着往马洛的午餐盒里塞金鱼形状的饼干、动物形状的水果零食和一小罐无籽葡萄，一边跟她俩说快点儿吃饭。

作为父母，我有一件特别引以为傲的成就——它比漂亮的成绩单更值得我吹嘘，那就是我能让孩子们把脏盘子放在该放的地方。这不是件容易的事儿，不过，在我不停地唠叨了 200 年之后，现在她们吃完饭就会问一句："妈妈，是放在水槽还是洗碗机里？"

要是洗碗机里装满了干净的盘子，那就放在水槽里。要是洗碗机里的盘子还没洗，那就放在洗碗机里。很简单吧，没错。但这是我的功劳。我这俩孩子懂礼貌，会跟别人问好，说再见，会用"谢谢""请"。班里有同学被误解，她们也能挺身而出。该睡觉的时候，她们就去睡觉。她们把盘子放在该放的地方。这不分什么先天还是后天，没什么争议，这就是我的功劳。

虽然这么说起来，早上的程序也没有那么混乱，但事实并非如此简单。这是我凭着自己一天又一天的努力做到的，这是我的功劳。头一天晚上，我先把两个孩子的辫子梳好，这样，早上起来的时候头发就不会像一团草那样乱糟糟的。她俩都能自己穿衣服，哪怕马洛自己选的衣服实在不能看，我也不在乎。只要她冷的时候能穿得暖，热的时候能穿得凉爽，我随便她，穿什么都可以。我已经放弃了这场争斗，因为光是让马洛穿上衣服，就已经耗费了太长的时间。穿什么衣服都比一个 7 岁小女孩光着身子出现在二年级数学课教室的门口要强。

有一点我要说明：我从未让孩子们光着身子去上学。我从来没有！她们总是准时到校，有时还会提前到。她们会带着文具、午餐盒、签过字的家庭作业。她们的头发梳了，牙也刷了。要是外头冷了，她们也有外套穿。她们都洗了澡，哪个孩子身上臭了，我就会给她洗个澡。每天，利塔出门赶车前至少会跟我说 5 遍她爱我。她跟我说爱我，感谢我做的一切，说迫不及待地想下午见到我。至于马洛，我们俩会手牵手，走到她学校前的长廊，一起等着晨铃响起。我用自己的大手摩挲着她小小的指关节——记住这个时刻——然后，她把自己的东西放进自己的锁柜里，我就在走廊对面的门口等着她。她至少侧过头 3 次，确保我依然站在那里——我总是在的，等一切收拾停当，她就会走到我跟前，双手抱住我的腰，小小的胳膊用尽全力抱紧我。我也用力地抱住她，小心翼翼地不弄疼她。然后，她伸出一只手，我亲吻她的手心——这个吻她会紧紧地攥在拳头里，每当感到孤单或沮丧的时候，她就会拿出来贴在脸上。

我做得真的很不错。我很擅长这个。任何人只要经历得跟我一样多，就能做这么好。而我只有两只手。我是如何又做了一遍？明天还能不能再做一遍？我很擅长掩饰这种单调乏味带给我的痛苦：

> 我要确保她俩吃饭了，确保她俩穿好衣服了，洗完澡了，确保她俩都做完作业了。马洛穿袜子了吗？要记着往办公室打电话，跟秘书说马洛两天后预约了医生。确保把狗放回家了。狗在哪儿？确保我们有够吃两顿早饭的麦片。确保已经签了同意书。确保利塔已经吃了一片

抗过敏的药；确保利塔跟朋友约好了明天一起去上学，因为另一个拼车的朋友刚刚取消了拼车。记得跟她们说"放在水槽里"，因为洗碗机里放满了干净的盘子。

一天一天又一天。一遍一遍又一遍。

没人知道我想死。我就是这么厉害。

不过，当我开车回家准备工作的时候，我依然穿着已经穿了 3 天的衣服，我突然想起来，啊，天哪！马洛今天应该带一些空的牛奶盒去学校，做艺术项目要用，而我完全忘记了。她会崩溃的——每当我忘记这类事情的时候，她总是会崩溃的，所以我总是十分努力地记着。可我应该更加努力去记的。这时，我就能想象自己第二天一早浑身是汗地醒来的时刻。我又能听到"所有必须做的事"发出的恶魔般的合唱，透过这咆哮声，我能听到那沉沉的低语——现在已经成了怒吼，我听到那个声音在说，要是没有我，她该过得比这好更多。别的人会记住要带牛奶盒的。别的人可能几个星期之前就开始收集了。别的人可以不让她那么伤心。别的人可以做一个更合格的妈妈。

要是没有我，她俩能过得比这好太多了。

三 / 迈克尔·杰克逊吃的药

等我喝完 3 杯苹果汁，又过了尴尬无声的几分钟，屋子里的人都面面相觑。我突然脱口而出："是 2017 年！"我这个刚刚中止运转了 15 分钟的脑子终于闪现出这个答案，就好比两天前冥思苦想却怎么也想不出来的一个词，却在你享用完全不相干的汉堡时，突然冒了出来。我几乎能听见母亲的肩膀放松下来。后来我才知道，她之所以那么如释重负，是因为我在麻醉后近两个小时才醒过来。不仅如此，更让她倍感压力的是，我还有可能失去过去 38 年的记忆。就算她把我送回家，然后立马翻出我酒柜里的酒畅饮，摩门教上帝也会原谅她的。上帝一定还会再给她点支烟的。

我重复了几遍我的名字和正确的年份，然后，克里斯问我有没有力气下床。我满脑子都是我包里藏着的那根巧克力蛋白棒。

我知道这么长时间没进食，我肯定是饿坏了——我已经超过

18 小时水米未进了，所以我跟克里斯说，我没事，不用担心我。这里没什么要帮忙的了。我迅速地拖着双腿下床，甚至没有等别人问我能不能自己站起来。我就这么站起来了。顿时，头痛欲裂，我几乎要瘫倒在地。猛地，一股电流从左侧太阳穴直穿大脑，到达了右侧太阳穴。有那么恐怖的几秒钟，我什么都听不见，什么都看不见，我只能感觉到整个大脑无处不在的如雷鸣般的阵阵抽痛。我发疯似的撕扯耳朵和头发，这个下意识的反应使我松开了抓住轮床的手。痛苦让我摇摇晃晃站不稳，继父伸手扶住了我。就像这样，这个男人无数次地帮助我，拯救我。

虽然从麻醉中醒来时，我记不清准确的年份，但我清清楚楚地记着塔德勒医生先前跟我说，他们会给我开点儿芬太尼，以防异丙酚带来的头痛并发症。

"你是说迈克尔·杰克逊吃的那种药？"

"没错，是迈克尔·杰克逊吃的那种药。"

"就是那个要了迈克尔·杰克逊命的药？"

"是的，就是那个。"

"但那个药要了迈克尔·杰克逊的命。"

"是的，我刚才是这么说的。"

每次我跟别人说起治疗的事情，都会一遍又一遍地说着上面的对话，每次回答第一个问题的时候，我都会走个太空步。

继父就这么扶着我,直到我能看清楚东西。那个时候,我脑子里的疼痛已经变得非常有规律,一阵接一阵的,就像低沉有力的低音线。后来我示意他们我能自己走几步了,他们就让我父母扶着我走出了大楼。我们来到我父母的面包车前,继父把巨大的推拉门拉开,我几乎是一头钻了进去,一把打开座位上的大包。我找到那根蛋白棒,一把抓住,抓得太紧了,几乎要把它捏碎了。

我扭动着身体,坐进座位,继父把门关上。我浑身一点儿力气都没有,完全瘫在后座中间的扶手上。我感觉脸上和胸前的空气都无比沉重,哪怕是动一下胳膊都累得不行。我不知道自己是怎么把蛋白棒的包装纸撕掉的,可能是母亲看我浑身无力的样子,帮我撕掉的吧。突然间,我就把它吃到了嘴里,有两秒我几乎感觉不到头痛了。

也是那个时候,我才注意到父母的车后窗上贴了防晒膜。

我之所以注意到车窗上的防晒膜,是因为在那个时候的犹他州,阳光照射的角度很低,晒得人难受极了,而这个防晒膜一点儿用都没有。现在,我的头痛节奏已经跟心跳节奏保持一致了——疼痛会从脑门的一侧辐射到下颚后方,我的牙齿也能感觉到,而阳光的照射简直像把我的脑壳捏碎了一样。我再次撕扯着自己的脑袋,最后把两个胳膊放在脸前挡住太阳,这才消停下来。

"你该把车窗的防晒膜修修了，"我忍住头痛，含混不清地说，"这防晒膜根本不挡太阳。不挡太阳的防晒膜要它干什么？"人一旦晕晕乎乎的，或者像我这样完全不省人事的时候，就会执着于某些奇奇怪怪的东西。我的头痛，就像大量吃药之后常会发生的副作用那样，还伴随着某种极度痛苦的快感，这让人感觉有什么东西完全不对劲儿，让人不禁祈求它快点儿过去。

"求求你了，谁能让它停下来。"我一遍又一遍地呻吟着。我们沿着900号大街向南，经过公园，终于来到我家附近。每次左拐或右拐，我脑子里的疼痛就像沿着看不见的对角线一样，甩来甩去。车终于停到了我家的车道上。我等着继父过来打开车门，因为我完全没力气自己做。继父搀着我走到前门，然后我自己扶着墙，扶着厨房的台面，撑住自己。最后，我终于走到楼梯那里。沿着楼梯，可以通向地下室，进入我那像洞穴一样，挂着遮光窗帘、黑乎乎的卧室。我扶着木制的扶手往前走，每走一步都像经受酷刑，但每走一步就离期待已久的睡眠更近一步。当我一头倒在床上，拉过一个枕头蒙在头上的时候，透过那一阵阵如鼓点般敲打的头痛，那个折磨人、欺骗人的绝望的声音又来了：这不会管用的！这不会管用的！这不会管用的！

要是没有我，她俩能过得比这好太多了。

四 / 我有多想死

"你跟他们说芬太尼对我不管用，好不好？求你了？你跟他们说好不好？要是每次都这样，我真的受不了。你跟他们说，好吗？"

"我当然会跟他们说。"母亲坐在前排，这么安慰我。这次，还是我们3个人一起，沿着900号大街向北，往电休克疗法中心开去。今天是我第二次接受治疗，前一天的下午他们才打电话跟我说，让我今天中午过去。前一天晚上7点之前我就已经停止进食了，晚上11点睡觉之前喝了最后一口水。我肚子里"咕噜咕噜"地响个不停，一方面是因为饿，另一方面也是因为紧张。这是我一直处于恐慌状态的另一个"有意思"的副作用，我称这为"焦虑便意"。我自己这点儿事真有点儿不好意思跟你说，但话又说回来，我还不是已经把自己尿道形状独特的事情和盘托出了。

幸亏那天上午我一点儿东西都没吃，不然的话，我每隔10分钟就要往厕所里跑。当我要赶在最后期限之前完成某件事时，或者当马洛发牢骚不愿意练钢琴的时候，或者当"必做清单"上又多了其他事情的时候，焦虑不仅会让我喘不过气，还会摧毁我身体消化食物的能力。我会腹泻得非常严重，就跟之前我在秘鲁吃生鱼片那次一样。

奇怪的是，第一次治疗的时候，这么重要的一件事当时并没有发生。除了那些药，医生还给我开了点儿昂丹司琼，以防可能出现恶心呕吐。后来我才发现，芬太尼、异丙酚和昂丹司琼放在一起会让某些人便秘。你肯定猜不到谁是这些人中的一员。

等我们把车停在了大学神经精神研究所的南侧，我再一次问母亲："你会跟他们说的，对不对？"要是接下来的一个月都像第一次治疗那样，那么我没法——不是没法，是不愿意——继续接受治疗。那种幻觉体验我再也不想经历了。那天下午小睡醒来的时候，我感觉身体的每个部分都像宿醉醒来那样，无比难受和易怒。我不知道该用什么词来形容那种感觉。直到晚上又爬上床——我先是辅导孩子们写作业、练钢琴，然后穿上鞋，开车去孩子所在的中学，观看她参加《飞天万能车》大合唱的表演——在这之前，我没有感觉到一丝好转。

那瓶芬太尼究竟做了什么，我的身体一清二楚。它是一种强效阿片类药物，而两个孩子出生之后，我就把所有的氢可酮和羟考酮都送人了，因为吃了这些药之后，我会非常难受。那时候我还不知道阿片危机是一场真正的、不折不扣的危机。生完马洛，从医院回来的那天，我服用了一片氢可酮，本想缓解一下因为生下一个 8 磅^①重的宝宝带来的疼痛，没想到呕吐得那么厉害，伤口缝线都撕裂了。

我们来到电休克疗法中心，消毒水的味道扑面而来，就像一块冷冰冰、湿漉漉的破布猛地盖在了脸上。这么说挺让人难受的，但其实也没有那么糟糕。这个味道闻起来像是冬天——冰霜萧索、一尘不染，跟其他一般的医院味道不同，其他医院的空气里仿佛弥漫着疾病的味道。我在候诊室登记，穿过紧连着的一条长长的走廊，就来到了前门。他们不止一次询问我的名字和出生日期，然后在我手腕上绑上一条证明我身份的手环。通常，坐在登记台前的是一个叫格雷格的家伙。他比我矮一点儿，长着一头浓密的黑发，留着胡须。每次见他，他都穿着一双不一样的运动鞋——那种千禧一代的年轻人爱穿的嘻哈类型的运动鞋。不过，他给我的感觉好像并没有那么年轻。他总是一副气定神闲的样子，那种自信只有经历过生活的不断磨砺的人才有。我总是羡慕他，我也想做登记台前的格雷格。他从不问太多问题，总是笑意盈盈，跟人问好也那么真诚，我总是一瞬间就觉得跟他是老相识了。

---

① 1 磅≈0.45 千克。——编者注

"一切都好，就把这个表填一下吧，我去看看他们什么时候能准备好。"格雷格这么说着，递给我一个带夹子的写字板，上边夹着一张双面打印的表格。每次治疗之前，我都要填一张名为"抑郁症状速查表（16 项自查）"（QUIDS-SR 16）的问卷，而我更倾向于叫它"确定你有多想死的 16 种方法"。我应该根据最近 7 天的情况，选出描述得最准确的一个。

每一项代表一种抑郁症状，按程度分为 0、1、2、3 这四种情况。

第一项　入睡

0　我入睡需要的时间从未超过 30 分钟。

1　我入睡需要至少 30 分钟，这种情况占少数。

2　我入睡需要至少 30 分钟，这种情况占多数。

3　我入睡需要 60 分钟及以上，这种情况占多数。

入睡对我来说从来不成问题，因为我每晚都会大剂量地吃各种药物。我想，我对这个题的回答会不会掩盖了我不想活下去的严重程度。13 年前，我在大学神经精神研究所住了 4 天院，我的精神科医生为我治疗我的产后抑郁症。有半年多，我每次睡着的

时间都不超过 30 分钟。医生给我开了一些药，本想治疗我的焦虑，没承想治好了我的失眠，这个令人欣喜的副作用我受用至今。事实上，如果我知道临近睡觉时要跟别人通电话，那么我会延迟服药的时间，等打完电话再吃。不然，我很有可能话说到一半就沉沉睡去了。

看到第二项，我才放下心来，因为他们只要看到我的答案，就肯定会想："好吧，现在算是切入正题了。"

第二项　夜里睡眠

0　我晚上不会醒。

1　我晚上睡得不太踏实，每晚会短暂地醒来几次。

2　我晚上至少会醒一次，但我可以轻松地再入睡。

3　我晚上会醒不止一次，然后会清醒 20 分钟以上，这种情况占多数。

这是我第二次在"3"之前画大大的叉，然后在整个句子下面着重画 4 条线。我甚至还在选项框前面加了几个感叹号。我入睡从来不成问题，但几乎从来不能一觉睡到天亮。每天结束的时候，我最焦虑的就是害怕会在凌晨一两点醒来，然后两三个小时无法入睡。一旦醒了，就是醒了。醒着的时候，我一直处于完全恐慌的状态，忍不住去想钢琴课、钢琴练习、最后期限、舞蹈课、治疗、数学作业、牙医预约、家长会、洗衣服、买东西、做饭、遛狗、洗碗、付账单、开会、电话会、最后期限、最后期限、最后期限，要把以上每件事情都搞定是多么不现实啊。

　　哪怕偶尔真的又睡着了，我也睡不踏实。只要闹钟一响，我就条件反射似的一个激灵直坐起来，大口喘着气，因为焦虑点燃了我身体的每一个细胞。以前产后抑郁的时候，我总是焦虑孩子，今天晚上她能睡着吗？今天晚上她能睡着吗？现在我又开始惧怕夜晚了，只不过这回我想知道的是，今天晚上我能睡着吗？今天晚上我能睡着吗？"想知道"这个词并不足以描述我头脑里回响的各种声音。我并不是想知道问题的答案。这些阴魂不散的担忧就像一个个无面幽灵，它们躲在我大脑的黑暗角落里，抱着胳膊悠悠地前摇后摆。

　　速查表下一项问的是"醒得太早"。如果说凌晨 2 点算"醒得太早"，那么确实是。再下一项是"睡得太多"。其实第一次治疗之后我小睡了一次，那是我一年多来第一次小睡。大学的时候，我的抑郁还是很乐观的那种传统意义上的、普通的、一般性的"我讨厌我自己"的抑郁，睡觉是我唯一的解脱。哪怕五级飓风来了，我也能照睡不误。但如今有了孩子，我的抑郁完全反了过来，反倒表现为焦虑，小睡也成了遥远的记忆。我曾听朋友说他的父母患有抑郁，有时候严重得早上也起不来床。等我的孩子们长大了，她们可以跟自己的朋友说我这一年一天走 2 万步的事情。能忍得了的人才能坐得住。

第五项是"感觉难过"。我又一次勾选了"3"，又在下面画了线，几乎要把纸画穿了，我选的是"我几乎每时每刻都感觉难过"。我记不起感觉开心或者感觉还行是什么样子了。哪怕是"感觉还行"，我也会欣然接受，因为"还行"就意味着我不会在想死的感觉中度过余生。接受治疗之前的几个月，我无数次问母亲、问医生："要是就这样了呢？要是这就是那种永远不能恢复的精神崩溃了呢？"我无数次乞求他们："求求你，就让我死吧。"就好像他们会答应我的请求似的。我要是死了，就不会一直感觉难过了。

第六项和第七项问的是食欲，是否经历过食欲增减的变化。看到第八项和第九项，我再一次差点儿把纸撕烂。

第八项是体重减轻（过去两周内）。

第九项是体重增加（过去两周内）。

能不能不提我的体重！每次移动身体，我都会想到这个。每次呼吸，我都会想到这个。我人生的头 20 年有幸没有经历它的折磨，但现在我已经想不起那是种什么感觉了。不用考虑自己的体重，那该是种什么感觉？要是能腾出那部分大脑空间，那该多好啊？

第十项跟集中注意力和做决定有关。我在这一点上跟传统的抑郁模式不符。我在这项选了"0"：我集中注意力和做决定的能力跟平时没有什么变化。这是我擅长的。我十分出色地处理着所有的事情：设想我奋力地挥舞着胳膊，尽可能地画出最大的圆圈，以表示"所有这些混蛋事"有多多。我不能犹豫不决，我不能不集中注意力。

然后就是第十一项。噢，好像又来了一记暴击，它让我再次不省人事。

第十一项　自我认识

0　我认为自己跟其他人一样有价值，一样值得更好的。

1　我比平时更爱责怪自己。

2　我通常觉得自己给别人造成了麻烦。

3　我几乎时时刻刻都想着自己身上大大小小的缺点和不足。

要不是只能选一个，我会把1、2、3都勾上。三个描述都符合。此时，我立马就想起忘记给马洛带空牛奶盒去学校的那个早上，还有那些因为马洛拒绝练琴而我气到几乎落泪的时刻，我只得匆匆跑出房间，跑到离钢琴远远的地方。还有我给母亲和继父带来的痛苦，无数次只因我为洗衣服的事情在电话里哭个不停，他们就得开40分钟的车到我家里来。没错，我确实把一切事情都处理得十分出色，但我因为自己的感觉而痛恨自己。我恨自己害怕醒来。我恨自己害怕睡觉。我恨自己总是哭个没完没了。我恨每天早上利塔能看出我眼里的惊慌，然后问我"你还好吗？"，其实她心里很清楚我一点儿都不好。我感觉自己无比愚蠢。我感觉自己像个傻子，我讨厌自己没有预料到一个人把她俩抚养大要做出的选择和牺牲，我没有想到这会对自己的全职工作造成什么影响，我没意识到这中间的权衡对自己的人生意味着什么。我真失败。我就是个骗子。我连骗子都不如。

我什么都不是。

第十二项是想死或自杀。

这一项我选择了"1"：我感觉生活空无一物，不知道值不值得活一场。其他的选项跟我对活着的感觉不相符。我没有杀死自己的计划，也从未尝试过。我没想过自杀，我没有幻想如何结束自己的生命，我只是不想活着。我幻想的是永恒的黑暗和寂静，是停下日复一日的生活的轮回。我幻想完全抹杀自己的感觉，幻想终结那种害怕的感觉。死，可以熄灭我心中和脑中的火焰。只是，我从未设想过实现死亡的具体方法。

但请不用怀疑，我想死。我渴望死。请让我死吧。

第十三项是一般兴趣。

这一项问的是我是否对其他人或活动感兴趣。我轻轻松松地选了"3"：我对正式活动几乎一点儿都不感兴趣。然后我在旁边加上了"对人也是"这句话。

给利塔的聚酯薄膜气球充气的那位女士，是我几个月来第一个愿意搭话的陌生人。在公共场合，我总是避免跟人目光接触，别人问问题，我要么点头要么摇头，哪怕这样回答不了人家的问题。我不想冒险开始跟别人对话，我活得太痛苦了，我不想跟别人说话。这么说，似乎有些戏剧性的夸张和做作，我自己也会因为这样的想法而愧疚不已。但事实跟这正好相反。言语才是富含戏剧性、表演和意义的东西，我不想跟它有什么瓜葛，尤其不想跟陌生人说什么。

至于活动，这简直是个笑话！我每天从早到晚，一刻不得停歇。我都想象不出随手翻翻家装杂志，然后停下来欣赏一对儿条纹枕套是种什么情形。我也不知道报名参加烹饪课，或者和朋友一起吃个午饭是什么感觉。

最后三项问的是抑郁在身体上的表现："体力"、"感觉太慢了"和"感觉坐立不安"。我从未考虑过自己的体力。我从未想过要考虑自己的体力。

天哪，我肯定不会感觉太慢了。感觉坐立不安？我当然感觉坐立不安。我几乎无法坐下不动，我总是来回走个不停，不然，那 2 万步是怎么来的？脚又不会自己走动。盘子和碗不会自己洗干净。生病的小孩也不会自己开车去学校，然后还记得自己带个碗，盛自己呕吐的东西。

在我填问卷的时候，母亲找到一个护士，问她能不能给米基医生传个话。当我正要签上自己名字的时候，米基医生来到了候诊室，在我们仨对面的椅子上坐了下来。他那散发着男孩子气息的金发随着他的每个动作跳动着。

"听说你上次对什么东西有反应？"他这么问，胳膊放在膝盖上，身子往前倾着。我点点头，跟他说了自己经历的那令人恐惧的幻觉——那天整个下午和晚上我是如何在头痛中挣扎的，然后跟他提了以前服用阿片类药物产生的不良反应。

"幻觉……你以前有没有因为阿片类药物产生过幻觉？"

"没有，"我答道，"但我吃阿片类药物会恶心，我永远搞不懂为何有人会滥用这种药，那种感觉就跟怀孕头三个月的感觉一样。"

他咧嘴笑了笑："我不确定那是种什么感觉，但这次我们肯定不会用芬太尼了，看看会不会有什么不一样的事情发生。这对研究不会产生太大的影响。我们只是想预防可能出现的头痛，但很明显我们完全没有做好。"

米基医生戴着厚厚的黑框眼镜，穿着熨得整整齐齐的裤子，还扎着领带。他站起来比我稍微矮了几英寸 ①，说话总是轻声细语的，不过他是有意这样的。第一次面谈的时候，他问了一连串跟我的抑郁史有关的问题，还有我目前所处的抑郁阶段。我印象最深的是最后一个问题："你觉得自己有理由活着吗？"

我不敢看他的眼睛，我只得盯着自己放在大腿上紧紧握在一起的手指。眼泪不由自主地夺眶而出，流到我的脸上，流到我那天为了挡住脏衬衫而戴的围巾上。我一个字都没说，勉强摇了摇头。他把拿在手里用来评价我的回答的笔放下来。他停了片刻，然后说："你拥有那么多值得你活着的东西，你值得拥有那种感觉。你感觉不到活着的理由，那种感觉肯定糟糕透了。"

---

① 1 英寸 =2.54 厘米。——编者注

五 / 生命的另一头没有记忆，没有梦，没有光

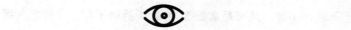

第二次接受治疗的时候，给我抽血的护士不是莫莉，而我跟这个急切地想把针扎进我胳膊的女人一点儿默契都没有。我们过了一遍我服用的药，以及每种药最近服用的时间，她也整理好了扎针需要的所有设备。她在我左胳膊上试了 4 次都没扎进去，然后她问我要不要试一试右胳膊，哪怕上一次治疗时扎的就是右胳膊。他们的计划是两个胳膊轮换着来，这样每个胳膊都可以休息一下。没等她问完，我就尖声叫道："好！"如此绝望的回应连我自己都吓了一跳，不过，她可是拿着 22 号针头折磨了我 5 分钟之久呢。

　　换了个胳膊后，针头直接顺利地扎进了上次治疗时扎的针孔里。那个护士把针头平放，粘在我的上臂上。我回到候诊室，坐回母亲身旁。

　　一个我之前没见过的护士走进来，示意我跟他过去，他们准备好了。我们仨便直接跟着护士穿过长廊，走进治疗的房间。我的轮床就在房间的正中央放着，上面铺上了米白色的床单。麻醉师——不是塔德勒医生——正忙着整理器材，米基医生和他的助手正看着什么文件。护士跟我确认了我的名字和出生日期，我从他身边走过，躺在床上就位。护士问我要不要来条温暖的毛毯。在这次"死去"或者慢慢归零、一点点消失于虚空的体验中，医院温暖的毛毯成了我最喜欢的部分。只见他从一个柜子里抽出来一条，这柜子看起来很像冰箱，只不过搁板上放的全是毛毯。他还体贴地给我盖上，从脚丫一直到脖子，盖得严严实实，还帮我在胳膊和身体中间掖了掖。他这么做似乎在告诉我，他知道这一切有多么可怕——他们似乎都在这么跟我说，但他格外贴心地给我准备了这么亲密又温暖的东西。

另一个我走进来时看到的陌生护士，正和米基医生的助理一起准备带电极片的设备，过一会儿他会把它贴到我那不是电极片的额头上。我是永远也搞不懂其中的奥秘了。

每个人都飞快而又有条不紊地忙碌着，仿佛节奏分明的人手芭蕾舞。麻醉师坐在椅子上，没有起身，他把椅子直接滑了过来，开始自我介绍。他优雅的动作让我和我的父母安下心来。继父坐在靠近门口的地方，母亲在他前面走来走去。她可不是因为焦虑才来回踱步的，她是在完成自己一天的步数：每天至少 2 万步。这样，她不仅可以在 Fitbit（记录器）计步排名上赶上我，还会超过我。我处处争强好胜的性子可不是从别人那儿遗传的。

"我是拉森医生,今天我跟你一起做治疗。很高兴见到你。"他边说边伸出手来。我的两只手已经在胸前紧紧握着了,于是我挣扎着伸出右手,跟他匆匆握了一下。

"今天你掌管异丙酚,"我直白地说,"就是那个要了迈克尔·杰克逊的命的药。"

"希瑟!"母亲在床那头喊道。

拉森医生大笑着:"没错,你也可以这么说。"

"听米基医生说,你上次可能对芬太尼有不良反应。我们会再研究研究的,谢谢你跟我们反馈,这样我们就能调整一下,为了你和将来可能接受治疗的人。跟上次一样,我们这回也会给你注射昂丹司琼,是为了预防可能出现的恶心呕吐,还有异丙酚,另外再换个不一样的、药力不那么强劲的药。注射麻醉的时候,会引起刺痛,芬太尼的作用也包括缓解这种刺痛。这回,我们会给你用一点儿利多卡因。你用过这个药吧?可能在牙医那里用过?"

怎么,我肯定用过啊!牙医给我用了无数次的利多卡因。那感觉棒极了。我以前都不知道自己会那么喜欢嘴唇和牙龈麻木的感觉,也不知道到底为什么那么喜欢,唯一可能的解释是,这样我就可以猜测,天哪,要是什么都感觉不到,那该有多好啊。

"我知道利多卡因,我知道,"我跟拉森医生说,"要是你有多余的，能不能把我的嘴也麻一下？"母亲直接瞪了我一眼。"别那样看我，妈。"我这样说的时候，他们把药瓶连上我胳膊上的针头，"要是我死了，那可是你留给我的最后记忆。"

但其实没有记忆，没有梦，没有通向光明的隧道，没有幻象。拉森医生跟我说他要开始注射异丙酚的时候，我抬头去找米基医生的脸，还有他温柔的目光，想着自己能否有足够的力量来抵抗麻醉效果。我能清醒多久？我能跟它对抗几秒钟？几分钟？要是我能对抗——

然后就没有然后了。

因为我也只接受过一次麻醉，所以我也不清楚我的体验跟别人接受麻醉的情形是不是一样的。或许经常练习冥想的人能控制住自己，在闭上眼睛的时候什么都不想，但我一闭上眼，所有必须要做的事情就会在我眼前飞来飞去。但在那黑洞洞的、空无一物的绝对深度昏迷中，一切都好像归零了，我所有的感觉似乎"啪嗒"一下关闭了。一张黑色的幕布降落，把我蒙了起来，把我整个吞了下去。没有颜色，没有气味，没有触觉。

我从不记得自己闭上眼睛，不记得麻醉药把我吞没的瞬间。两周后，母亲才泪如泉涌地跟我说——她花了整整两周才鼓起勇气跟我说她看到的一切，她说，我昏迷得太快了，太深了，医生和护士只得飞速地把铲子形状的大呼吸管插进我嘴里，伸进我的喉咙。

"你就像个布娃娃。他们摆弄你就像摆弄布娃娃，有时候得两三个人一起。他们在和时间赛跑，有时候一个人根本弄不动你。他们迅速而艰难地把呼吸管放进去的时候，你的身体毫无生气，你的胳膊和头耷拉下来，就像软塌塌的湿布。我可以肯定你死了。"

严格来讲，我确实是死了。至少我的大脑是死了。米基医生会让我的大脑维持至少 15 分钟的死亡状态，直到他觉得连着我额头的监视器上的线条的长度和走势让他满意了为止。其中一条线监测我的大脑活动，另一条监测他们给我用的麻醉药剂量。一条线在屏幕的上方，另一条在最下方。然后，两条线立即径直相交，互换位置——底下的一条直线代表的就是深渊。等时间到了，该把我从虚空的状态中拉回来了，这些线就会回归原来的位置，就这样画出了个不太规整的 U 形。不过，这些线条不怎么重要，重要的是他们依据底部线条计算的暴发-抑制比率。在某些麻醉状态下，如果麻醉程度够深，大脑会表现出一种独特的双稳态：要么极其平稳抑制，要么活动暴发。大脑会在这两种状态之间不停切换，有时候平稳安静几秒钟，甚至整整一分钟，然后突然暴发，紧接着再次平静——两种状态之间的比率就是他们的最终目标。他们希望在 15 分钟内达到 80% 的抑制。母亲说，在两条线再次互换位置的时候，她常会拉着我的手，但我完全不记得。我不记得拉森医生把呼吸管从我喉咙和嘴里取出来，不记得第一次自主呼吸，也不记得护士推着轮床把我送进麻醉恢复室。

我听到有人在说话——我不知道是谁，也不知道说的是什么，然后我眨眨眼，醒了。他们已经把轮床上半截升了起来，所以我算是半躺在床上。我往四周望望，努力想搞明白我到底在哪儿。我看见母亲和继父坐在床的左侧，克里斯站在我右侧，第一次治疗的时候恢复室里的护士就是他。

"没有人融化！"我突然意识到，不自觉说出了声。我转过头，直直地看着克里斯，眼睛能睁多大就睁多大，似乎在跟他强调这个重要事实。"人还是人。"我继续说着，只不过我说不清楚话，可能听起来更像"惹还是惹"。

"那真是太好了，"他善意地说，我基本可以肯定他完全不知道我在说什么，"能告诉我你叫什么名字吗？"

我举起胳膊，指着登记的时候格雷格系在我手腕上的手环。"希瑟·B.阿姆斯特朗。要带着B.，一定要带着B.。"然后，他开始问我下一个问题，但我打断了他，问他："难道你不知道我是谁？"我想着，我这样肯定让人觉得我挺有意思的，而实际上我已经烂醉如泥了。

"知道，我们都知道你是谁。"这些护士果然没少跟喝醉酒的人打交道，"能跟我说下现在是哪一年吗？"

"1979年。"我答道。又是这个答案。继父开始大笑，我看到母亲伸手示意他别笑，醉酒的人要是觉得你在嘲笑他，有时候可是会变得十分敏感的。不过，她自己也快要笑出来了。

克里斯清清嗓子，再问一次："你再想想？是哪一年？"

我知道我没错，所以用不着再想想。于是我脱口而出："是1979年。"不过，话从嘴边说出来的时候，我的大脑仿佛出现了一本挂历，一阵风吹来，挂历一页页地翻了过去——1985年，1993年，1997年，2001年，2004年，2009年，然后这整个白日梦定格在2017年。

"噢，是的。是2017年。现在我想起来了。"

"太好了，"他说，"你想不想喝点儿——"

"苹果汁！"

我咕咚咕咚吞下两杯苹果汁，母亲则在一旁描述监视器上线条的形状。她手舞足蹈，夸张地比画着，也不管我现在喝醉了一般昏昏沉沉的，根本无法集中注意力。能不能晚点儿再说这个呢，等我小睡一会儿？我是说，我知道我刚刚醒来，但脑死亡15分钟可不是件容易的事情，不过，我可是最擅长坚持了。要论坚持，就数我最出名了。但我现在什么都不愿意想，只想接着睡觉，这是一种跟平时完全不同的状态，没有恐慌发作，没有走个不停，也没有在电话里为洗衣服的事儿尖叫。

几分钟后，克里斯问我能不能自己站起来。我刚才完全因这种陌生的疲劳状态而分神了，所以直到几小时之后——等我吃完两条巧克力蛋白棒，等我们沿着 900 号大街往南开回家，等我趁着父母帮忙照看孩子我睡了一个半小时醒来之后——我才意识到，这次我没有头痛。事实上，除了胳膊上张开的针眼，没有任何疼痛。

我对芬太尼的判断是对的。

又过了一周，米基医生和拉森医生表示，他们为此做了大量预想之外的研究工作，最后却发现我是对芬太尼类的阿片类药物有不良反应，其中就包括我之前经历的错觉或幻觉体验，而这样的人在全世界人口中也只占约 4%。服药之后的头痛是另外的反应，这个稍微常见一点儿。

你看，我不仅十分擅长死，还擅长教这些医生认识新东西。

六 / 马拉松新手训练

接受治疗的 9 个月前，我跟心理医生约好面谈。我已经一年多没有见她了。我已经不再需要坐在她对面，让她帮我看看我的神经症了。不过，在跟我前夫近 10 年的婚姻里，我每周都需要她帮我看看。这次来找她是因为我发觉自己有哪里不对劲儿，而在接下来的一个月我都约不上主治医师进行检查。我感觉自己身心都不对劲儿，似乎身体和大脑都不是自己的。我得抽血做个化验，或许还得查查甲状腺。我需要一个正式的诊断——这样我才能找个理由让自己心安。

梅丽莎——或者梅尔，她喜欢别人叫她梅尔——把办公室搬到了靠近市中心的一栋楼里，在第五层，她还把所有的家具摆设都换掉了。皮沙发随意摆放，扶手上还搭着橙色的羊毛毯。等我在沙发上坐下，坐在她对面的时候，我感觉有些心烦意乱，我胡乱揪扯着毯上的流苏。我开始说话，她打断我说："这是我听过的最蠢的事情。"

"但我一定得跑波士顿马拉松啊！我是说，谁——"

"希瑟，你是慢跑运动员吗？"

"呃，算是吧。我参加过 2011 年纽约市马拉松比赛，虽然跑得很烂。我是说，我把脚崴了——"

"希瑟！"

我们俩说话向来这样默契，就好像我是一家瓷器店，而她是个四处疯跑的野牛。这也是我如此信任她的原因。她不怕说脏话。每次我们谈话，她都会设定一个有意义的目标，我俩总是一起合作。之所以一年多没见她，是因为我完成了我们之前设定的目标：我结束了长达 3 年的恋爱。那简直称得上漫长的 3 年。跟前夫分开后的几个月，我开始跟那个男人约会。我很爱他，真的很爱。可他的嫉妒心让人完全受不了。有一次因为我坐在金属野餐凳上，屁股上留下了压痕，他竟然就此污蔑我跟其他男人随意发生性行为。现在我可以一笑了之了，但在那个时候，他跟踪我所有社交媒体上的动态，还拿它们与我朋友的动态做比对，费尽心机找出各种不一致的地方，就是为了证明：第一，我说什么都是在撒谎；第二，我想跟他分手；第三，我想跟别人在粗糙的金属野餐凳上发生性行为。

离我跑完波士顿马拉松比赛，给一个视障运动员当陪跑已经过去两个月了。梅尔听到这个细节的时候，差点儿从椅子上掉下来。我竟然给别人当陪跑，还给一个视力受损的人当陪跑，而且还是我最讨厌的一项运动，我到底在想什么？但这就是我的性格，这个给了我无限乐趣和痛苦的性格。只要有机会品味生活的精髓，我就统统点头照做。

当马萨诸塞州盲人和视障人士协会给我发邮件，问我有没有兴趣抓住这个千载难逢的机会时，我点头答应了。不过，话说回来，我是永远不可能够格跑波士顿马拉松比赛的。我跑得慢得出奇，我还讨厌跑步，这是我最不喜欢干的一件事了。不过，你想啊，这可是波士顿马拉松比赛啊。我记得我是这样想的：等我死了，我就能跟别人说我跑过波士顿马拉松比赛了。但那个时候的我完全没有预料到，正是这件事导致了我的抑郁，这个来势汹汹、让我无比想死的抑郁。

我清楚地记得那天，我下载了霍尔·希格登的马拉松新手培训项目资料，打印出来，钉在了书桌旁的墙上。现在我可以指着那一天，说："一切就是从这个时候开始的。"我一直认为，抑郁最让人讨厌的一点就是你不知道自己为什么会抑郁。我们从未主动选择这样的感觉。要是能摆脱这种感觉，我们愿意放弃一切。我们总是试图跟别人解释，我们清楚地知道我们没理由产生这种感觉，这是最让人抓狂的。

没多久，我就发现自己处于无助和绝望的状态——而我知道原因。但知道原因并不能让我感觉好一点儿。事实上，我以为等我跑完了比赛，我就不抑郁了。后来，我没有等来这一天——无尽的孤独和绝望继续吞噬着我，我想着，还不如从一开始就不要找到理由，现在我该找什么理由呢？

还有，不要跟一个不懂抑郁的人说："我跑了马拉松，然后我抑郁了。"永远不要跟别人这样讨论抑郁。我之所以跟大家分享这点，就怕有人跟我一样不擅长跑步，却受邀给视障运动员当陪跑。

我有点儿畏畏缩缩地跟梅尔复述着这一切，她要凭借自己的专业弄清楚我抑郁的过程、原因和时间。没错，跑步本身是一部分原因，但更多在于跑步对我提出的要求，它从我身上索取了太多，却一点儿没有归还。新手培训项目非常有效，它让我做好了从霍普金顿跑到科普利广场总计 26.2 英里的准备，但它太折磨人、太残酷、太无情了。它完完全全毁了我的生活。

训练的第二个月，我可以一周跑完近 20 英里了。第 8 周的时候，我甚至还跑完了半程马拉松。老手们可以像吃早饭那样轻轻松松地跑完 20 英里，50 英里也丝毫不在话下——这个我知道，你不用提醒我。但是，等到项目快结束的时候，我只有一个办法能凑够一周的训练里数，那就是豁出一切地跑，就跟从烘干机里掏出所有的衣服，叠也不叠，一窝蜂地扔进抽屉里一样。

噢，有一件事我忘了说，我当时吃的是严格的无谷蛋白素食。这不过是一件我漏掉的小事。没错，那些混蛋小事中的一小件。

一个吃着地球上最干净的饮食，每天坚持锻炼的人怎么会抑郁呢？周末花钱请人帮忙看小孩，然后自己去长跑，这大概是非常招人恨的一种行为了。但事情落到我自己头上，就变成了我放弃周末的时间，花钱请人帮忙，然后做着一件自己最讨厌的事。我为什么要这么做？是为了做好事？为了吸引一家良心机构的注意力？为了临终的时候能够炫耀一番？

我家在犹他州，那儿冬天很少有缺雪的时候，所以我大部分的训练都是在一家犹太社区中心的地下室里，在跑步机上完成的。我一点儿都不擅长跑步，要是在外面跑，我很可能因为雪滑倒，摔断脖子。没错，我的 20 英里长的跑步训练都是在跑步机上完成的。练完的时候，我总在想："这么多年，我从未看过这么多电视！"

除了决定接受马拉松训练，发生在坎昆海滩上的那件事也是我抑郁的开始。我同样可以明确地指出，在那个非常具体的时刻，我的人生态度陡然黯淡。那时候，我的男朋友对我的食量做出了一番评价。这是我离婚后谈的第二个男朋友，这段关系是在这次抑郁发作之前的一个月左右开始的。2015 年圣诞节过后，我俩都没有带着孩子，我女儿在我前夫那里，他的孩子在他前妻那里。我们来到一家正对着加勒比海的大酒店，想好好放松放松，暂时从工作和一个人带孩子的辛劳中解脱出来。但在这次旅行的 3 个星期之前，我就已经开始马拉松训练了，我需要在这个连石头都出汗的地方跑 19 英里。如果只是说我饿，那么完全是对我无情的胃口的轻描淡写。

我男朋友却一点儿胃口都没有。我们通常一天只吃一顿像样的饭。他对早饭不感兴趣。那午饭呢？他会犹豫一下，然后说，他可以等等，早一点儿吃晚饭就行了。他都那样说了，我为什么不行呢？我包里总是带着几根能量棒，不过，在到那里的第二天就吃完了。在这个美丽的热带海滩，在度假的时候，我却在挨饿。我要是能像个正常人，我就能跟他好好说一下，跟他说我跑步了，需要吃东西。但我有压抑自己需求和愿望的光辉历史，尤其跟男人在一起的时候。这也是我婚姻终结的原因。

我困在自己搭建的牢笼里，它是我的防御机制。小时候，我也是这样把自己困在牢笼里的，为的是保护自己，不受父亲恐怖而又反复无常的脾气的伤害。我 8 岁的时候，有一次母亲从房子的另一边叫我，我回答的时候，忘记说"请问什么事，女士？"，而是没头没脑地回了句"什么？"——这在南方家庭里，就跟说"你他妈的到底想干吗？"是一样的。没过几秒，我父亲就来到我房间，把我逼到墙角，咆哮了起来。他的脸离我的脸只有几英寸。

"你不能这么不尊敬你妈妈，你听明白了没有？"他咬牙切齿地喊叫道，"给我点头，说'是的，先生'。"

我对父亲最初的记忆甚至没有父亲本人。在我的记忆中，我母亲总是站在他们卧室的门口。父亲正训诫我哥哥，母亲一边哭一边重复着乞求的话："求你不要这样，求你不要这样，求你不要这样。"我对父亲的第二个印象，是母亲站在厨房的门口，对他重复着同样的话。

在跟梅尔单独说话的时候，她说这两件事是有关联的，我在重复以前的习惯。这么多年来，她希望我能找到自己的声音，能为自己辩护，能允许自己不尊重别人，能做自己。她希望我能不再感到害怕。我怕自己再被人逼到墙角，哪怕我前夫从未对我有过任何肢体上的威胁。从某种意义上说，那似乎正是我与人相处的方式。我强烈的独立感，我偶尔厚颜无耻的性格反倒威胁了我前夫，但由于我害怕他会因我言行不当而羞辱我，所以我总是不断地压抑这部分自己。他总能让我相信，我的感觉是错的，是不好的。在每一段恋爱关系中，我都害怕被人逼到墙角，尤其是我前夫。

可笑的是，2011 年，我有生以来唯一一次跑马拉松的训练却预示着我婚姻的结束。我独自一人在跑道上跑了几小时，每跑一步，我的骨头就痛苦地震颤一下，它扯碎了我的灵魂，它把我撕得粉碎。它把我苦苦隐藏的痛苦全都抖搂出来——那种时刻保持警惕，时刻确认自己言行得当、感情正确的痛苦、压力和疲惫。我拖着一只伤脚，穿过终点线，完成了 2011 年纽约马拉松比赛。不到一个月的时间，我就提出了分居。我的前夫却不同意分居。

分居的时候，我们找梅尔谈了几次：我前夫想挽回我们的婚姻，但我想结束。最后一次谈话，我们坐在梅尔对面的沙发上。因为谈话结束之后，我要在一个技术大会上发言，所以我穿着最好的衣服，还不同于往常地化了妆。这些细节很重要，我得先说出来。梅尔问："谁先开始？"

"我先说，"我前夫用他大大的右手紧紧地掐着大腿，"我算是明白了。"他继续说道："我总算明白了。我在脑子里来来回回过了很多遍，现在我明白了，我这是为她爸爸的问题买单呢。我遭受了这么多，全是因为她没搞清楚她爸爸的问题。"

他还说了很多，他大叫大嚷地抱怨了 20 分钟，但剩下的我一个字都没听见。我把头转向窗户，我开始分析窗外一根树枝上树瘤的曲线。我想到了犹他州的冬天，想到它如何让树褪去曾经葱茏繁茂的树叶，暴露出它光秃秃的筋骨，而那生机盎然的枝叶在时间到了的时候，又是怎样突然缴械投降的。

他停下来不再说的时候，梅尔转向我，问我有没有什么要回应的。她应该能看到我咬紧的牙关，一直延伸到左边的太阳穴，因为每当我这样的时候，她就会把手放在嘴巴前面。或许这正是她吸引我的原因：因为我跟她一样，都没有假面。她用手挡住自己的反应，因为这跟她的职业要求不符。

然后我放手了。我放开了我的害怕、焦虑和警惕。我用十分明确的话语，我用如雷震天的声音告诉他，我之所以还没离婚，就是因为我的"爸爸的问题"。虽然我不愿意相信，但我就是嫁给了我父亲。而我要把自己从自己搭建的牢笼里解救出来。

我一度要站起来，才能让肚子里咆哮的声音从喉咙里跑出来。年复一年被压抑的憎恨在整个房间里回响，一直追溯到他搬过来跟我一起住的那天——也是在那天，他发现我前男友就住在走廊尽头。他用无数个星期使我深信我这样做是不正常的。为什么我没有搬走？我应该搬走。你应该知道，跟前男友住在同一条走廊，是对现男友的不尊重。最后，在那个对着那棵树的小房间里，我大喊道："他很有可能是同性恋！你管他干吗？"

梅尔躲在自己的手后面偷笑。虽然没有亲眼看见，但我知道她在笑，因为我看到她的眼睛了。我知道，我让她长见识了，许多心理专家一辈子都无法亲身经历这些事情。我亲手端着盘子，奉上她的劳动果实，盘子上还刻着日期，就像在给她颁发许可证。我满脸都是泪，睫毛膏混着泪水，滴落在我漂亮的上衣和正装裤上。在那场技术大会上，观众还得听我讲线上写作的事情呢，所以我特意打扮了一番，好让自己显得像那么回事儿。

光看这些证据，我似乎确实不会跟男人打交道，所以事情走到这一步，基本上全是我的责任，怪不了别人。要是在坎昆的时候，我能跟我男朋友说一句，我需要吃个三明治——你知道，那天早上我跑了 9 英里呢——那我就不会挨饿。我只要简单地说一句"我饿了，我想吃东西"，问题就解决了。往回看，事情总是那么简单。

可我没那样做。我默默地忍着。当我们真该吃饭的时候，我恨不得立马把食物抓起来塞进肚子里。我成了一种执迷于食物的动物，成了翻垃圾桶的浣熊。那顿晚饭，我男朋友就看着我狼吞虎咽地把豆子、米饭送进嘴里，一粒不剩。

"我从没见过有谁这么能吃。"他一脸难以置信。我放下叉子，试着吞下最后一口。我感觉好像被人在脸上重重打了一拳，头晕目眩。**我从没见过有谁这么能吃**。他的话在我耳边回响。我跟你说噢，免得你不知道这个小小的社交禁忌：永远不要评论女人吃东西，不管是怎么吃，吃什么，什么时候吃，永远不要评论。为什么？因为你不知道会发生什么。你可能一不小心就让这个人苦苦克制了 20 年的恋食癖突然爆发——她可能整个高中、整个大学都因为这个过得苦不堪言——就因为你忍不住监视她吃了多少炸豆泥，一切卷土重来了。你可真行啊。可以啊。给你五颗星，给你打满分。

假期的最后一天，我们选择在海边看看书，放松放松。当服务员到我们跟前，问我们要不要来点儿吃的或喝的时，像大字报一般，我脑子里快速闪过我男朋友说的话：**我从没见过有谁这么能吃**。我算了算晚饭前的时间，然后要了菜单上最大份的玉米片。这样，我就能挨过这 9 个小时，一整天都有东西吃了。是的，我点了最大份、最大桶的玉米片。反正他已经没头没脑地说我胃口大了，那我就证明给他看。

半小时后，服务员端着大大的泡沫盒子回来了，最上面的薯条、豆子和莎莎酱快要溢出来了。我就吃了几口，想着还有一整天的时间呢，得留着慢慢吃。然后我用毛巾盖好，就和男朋友一起跳到海里游泳去了。10 分钟还不到，我们回来了，却发现一片狼藉。20 平方英尺 ① 的地方散落着一块块的泡沫和嚼了一半的豆子。我的毛巾被乱糟糟地揉成一团，丢在 4 英尺远的地方。空中飘着羽毛。当两只海鸟折回来吃那些嚼了一半的豆子时，我很快明白了是怎么一回事。

就在那个时刻，我脑子里有什么东西"啪"的一声断开了，就像一根橡皮筋被扯断了。我冲到毛巾跟前，一把拿起来，一边用力挥舞着，一边追赶那些海鸥，就好像头顶有个螺旋桨。我知道这不大光彩。我不建议大家在海边这样干，那是大家放松休息

---

① 1 英尺 =30.48 厘米。——编者注

的地方。希望没有谁拍到那天早上坎昆的惨况——一个疯狂的白衣
女人紧追着海鸟不放的照片或视频。但我很高兴自己发泄了一番，
因为当我回到躺椅那里，我男朋友摇着头大笑着说"你对吃的太
着迷了"时，我连哭的力气都没有了。

七 / 神经系统警告

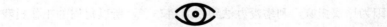

第二次治疗结束了，第二天是星期六。我醒来的时候，正听到孩子们在厨房里翻抽屉的声音。她们在找早饭吃的蜂蜜坚果脆谷乐和果塔玉米饼。开始治疗的一个星期前，我们离开了我度过了一年半抑郁期的大房子，举家搬到镇子另一边的小房子里，面积只有之前房子的四分之一。搬家后，我和马洛的卧室都在地下室，厨房在一楼。以前，马洛都是气哄哄地下楼吃早饭，现在她要跑到楼上去。不过，她每天依然坚持执行要毁灭一切的指令。因为这次搬家，利塔没办法跟别人拼车了，所以每周的工作日我要多花半小时，开车把两个孩子分别送到她们的学校。要做的事情有那么多啊。

　　我眨了眨眼，看到有光从窗户的遮光帘之间的细小缝隙投进来。一晚上，我几乎一动都没动。羽绒被齐齐整整地盖在我身上，刚叠好似的。我翻过身，看看手机上的时间，已经 8 点 24 分了。

我已经想不起我上一次睡到这么晚是什么时候了。哪怕周末母亲帮我看着孩子，让我休息休息，我也没有起这么晚过。焦虑总是在 7 点之前把我叫醒。

手机屏幕显示有 20 多条邮件提醒。一晚上就有 20 封邮件，还是星期五的晚上。我滑动手机，快速地浏览，找找有没有"到期"、"拒绝"或"无法通过"、"发票"等字样。大多数时候，我在找老板的名字。只要我看到他的名字，不管是短信还是邮件，我都会紧张得周身一颤。之前的 9 个月里，我给这家从事动物保护的非营利机构当咨询顾问。老板雇用我，是想让我帮忙提升其品牌形象和线上影响力。我有 20 多年跟互联网公司打交道的经验，最主要的方式是通过我的博客。过去 11 年，我全靠这个博客养家。最近两年，我写博客已经少了很多，因为做博主赚钱的逻辑已经完全变了。我没法只靠横幅广告养家糊口了，我得写一些品牌赞助的东西，想方设法在写我和孩子们的故事的同时，把他们的产品穿插进去。为了迎合产品创意要求，我得生编硬造一些生活经历，然后当作真实生活写出来。

后来，当我把孩子们塞进车里，一边玩文字游戏一边开车去山区的一个农村时，我知道这事不能继续下去了。那是我给一个汽车品牌商写的第三篇文章，力求展现在车里与孩子们共度黄金时光的主题。只是，无论是孩子们还是我自己，我们都不喜欢长途开车，因为我们被困在车里了。我们要么听听音乐，要么一言不发地发呆，要么她俩不停地吵来吵去，也不知道吵的是什么。

马洛不想再参与另一趟行骗旅行了，我只好威逼利诱、连哄带骗地把她弄上车。打开车门的时候，马洛眼里满含泪水抬头看着我，用哀求的口吻说："求求你了，妈妈，别强迫我干这事儿。"

一家互联网广告公司代表我跟各个品牌打交道，我的两个孩子也被一起写进了我们的合同里。我感觉自己很罪恶，很无耻。

跟广告公司的合同到期后，我继续写博客，但工作的重心已经转到公开演讲上了。我太享受公开演讲这件事了。不过，要想通过公开演讲赚钱可太难了，除非你是前总统，或者你发现了幸福的秘诀，不然最好不要有太多奢望。

我跟后来的老板是通过一个中间朋友认识的。我们主要的联系基本上都跟严格的素食习惯和关心动物福祉的事情有关。他提出给我这份工作的时候，知道我正愁找不到演讲邀约，而真有演讲安排的时候，就意味着我需要出门旅行，这也会完全打乱我的生活。我曾在世界各地，在澳大利亚、新西兰和德国进行过演讲。出门旅行最让人头疼的就是找人照看我家的孩子和小狗，要是在上学时间出门，那就更像一场噩梦了。另外，更麻烦的是，我的马拉松训练就不好安排了。有一次去新西兰演讲，我要去两个不同的会议场所，我还得硬塞进去整整 40 英里的跑步训练。等我回到家的时候，训练带来的疲惫、飞行时差反应，还有寻找合适素食的辛苦，彻彻底底击垮了我，我变成一摊烂泥。只不过我没有做一摊烂泥的权利，我还得像个不死僵尸那样，继续对付"所有必须做的事情"。两天后，我在跑步机上勉强完成了16英里的跑步训练。

我接受这份工作，看重的是它的稳定。不过，签约的时候我是以独立合伙人的身份签的，这样，我就能保留自己的事业，要是有什么咨询类的生意来了，我还可以继续做。不过，我很快就发现，除了这份工作，我根本无暇顾及其他事情，也没心思去做。这是人们不了解的抑郁的另一个方面：我们不想洗澡，不知道为什么会有这种感觉，哪怕我们知道原因，也控制不住这种感觉。我们丧失了做任何事情的兴趣——尤其是以前能给我们带来快乐的事情，因为同样的事情不再能使我们感受到快乐，这是我们无法忍受的。这太难以承受了，它会摧毁我们。

我老板是我见过的最聪明的那类人，他在动物保护行业干了许多年。他跟一位远在圣迭戈的教授合伙创办了这家非营利机构，共有12名团队成员，大家都远程联系。我们在加利福尼亚、俄勒冈和纽约都有员工，还有3名在盐湖城。这12个人没有一个人清楚明白地知道自己应该承担的角色。这就意味着，每个人都得什么都做。很多时候，我们的工作要么相互重叠，要么互不通气，我们总是处于两眼一抹黑的状态。工作要求模糊不清，信息传达经常错误，或者根本就没有传达。我曾在几家这样的互联网初创公司干过——只不过那个时候我不用独自抚养两个孩子。现在，我没法在开车送孩子上钢琴课或者接孩子放学回家的时候放下一切，全力赶去救火。鉴于我家的情况，在这种混乱的工作环境中工作，简直令人无法想象。而我老板总是给我发短信或邮件，跟我说哪里又出问题了，在大家努力搞明白自己的职责时，有些东西可能已经错过了。

只跟这个团队一起工作了 3 个月，我就对手机提醒产生了巴甫洛夫说的那种条件反射。通常，我的手机提醒会通过蓝牙在我的手表上发出提醒，有时候我会幻听，总觉得手表在震动。有时候，哪怕只是袖子蹭到了胳膊，我都会笃定是信息震动提醒，会不会是他发的？又有什么事了？我该怎么办？我能搞定我根本不知道的这个问题吗？在我伸手拿手机或者点手表看信息的时候，我的右手明显在颤抖。要是看到他的名字，我就会无法喘气，我害怕被人逼到墙角。

那天早上，我没有看到老板的名字，我准备下床站起来。第二次治疗完全没有头痛的症状，自前一天下午从麻醉中醒来，我的身体哪里都没有疼痛。但正当我准备站起来的时候，我却站不起来，床好像在拉着我的手腕。我又坐回去。这种感觉似曾相识，跟马拉松长跑训练之后的疲倦很像。如果是往常，我会躺下来再休息一会儿，哪怕只是半小时也行，不过我总是焦躁得不行，根本睡不着。所以，我不愿意躺在床上浪费时间，满脑子里都是"所有必须做的事情"。我会尝试着起来，开始一件一件地搞定清单上的事情。然而，那种疲倦太沉重了，仿佛我周围的空气都变得跟花生酱一样黏稠。那天早上，我有同样的感觉。不同的是，我跟厨房里的孩子们问好之后，就走到客厅的沙发上，蜷缩着躺了下来。几分钟后，我便睡熟了。我睡了两个小时，像高烧不退的人那样一直不停地做梦，梦见自己无法醒来帮孩子们准备午饭，梦见自己无法醒来照顾她俩，满足她俩的需求。当我终于强迫自己醒来的时候，我一把抓过咖啡桌上的手机，给母亲发信息。

"我无法形容，"当母亲打电话问我怎么回事的时候，我含混不清地描述着，"我感觉自己就像那个科学怪人。我是说，我感觉我死了，然后有人让我起死回生了。"

"希瑟，"母亲轻声说，"难道你没有意识到，事情本来就是这样的吗？"

"没错，不过……我刚才真这么说了？只不过我还活着，我好像在花生酱里游泳。"

我把这种感觉叫"花生酱泥潭"，这不是第一次发生了。这让人感到太沮丧了。万一这辈子我永远都是这种感觉，那该怎么办？

八／请出示你的证件

第三天，我们一家人都聚在我姐姐家，为我外甥辞行。所谓辞行，是指摩门教指派年轻人出去传教的意思。一年多以前，他曾接到这样的号召，要他到南非传教。不过可惜的是，我外甥跟我和我哥哥一样，遗传了这种吞噬一切的抑郁。他因为一次严重抑郁的发作，不得不推迟了行程。不知怎的，我姐姐躲过了抑郁的祸害，我跟哥哥却全部中招。我是家里第一个打破沉默，承认有什么不对劲儿，承认我需要帮助的人。我记得那是读高二的时候，有一天下午，我的大学先修物理课老师洛兰·琼斯小姐把课停下来，她把我拉到走廊里，紧紧地抓着我的肩膀，郑重地警告我说："你不能总是这样，希瑟。你得冷静下来。你得放下。要不然，你会崩溃的。"我是班里的第一名，是个不管哪方面都让人害怕的学生。要是我在哪次考试中没有考第一，或者哪件事情没有完美地完成，我就觉得自己最终会无家可归，孤独终老。我母亲说，这就是我的死穴：要是有什么事情没有完全按计划来，我就觉得自己会无家可归，孤独终老。这是你应该了解的抑郁的另一个方面。抑郁让我们丧失了思考的能力，不论是什么，我们都忍不住去想最坏的结果。就是这样。完全无法避免。每一个思想，每一个动作，每一件事情，它的逻辑终点都是这样。如果我注定要在阴沟的纸箱里安身，那么我洗头还有什么意义呢？

虽然老师这么建议，但我没有冷静下来。大二刚上了两个月，我就崩溃了。我感觉就像完全断裂成两半了。没错，我高中毕业的时候是优秀毕业生代表，上大学又拿了全额奖学金，但 1994 年秋天的一天，我给父母打了个电话，告诉他们我要回家了。我辍学了。我再也受不了了——我受不了呼吸，以及其他能让我活下去的活动。抑郁已经把我整个吞了下去，跟父母打电话的时候，我就在抑郁的肚子里。当然，我父亲开始告诉我要振作起来。我知道他肯定是这种反应，所以他一说话，我的大脑就开始自动模糊了，他说的我什么都没听清。我父亲是在肯塔基州路易斯维尔长大的。他完全白手起家，不仅摆脱了贫困，最终还成了 IBM（国际商业机器公司）的一名成功的经理人。他在 IBM 工作了 35 年。天哪，要是他能做出这番成绩，那么每个人都应该能做到。只不过，我连呼吸都不想。

我母亲不一样。她亲眼看见自己的几个兄弟姐妹毁在抑郁的手里。所以，那通电话之后不到一星期，她就给我预约了一个精神科医生。医生给我开了一般剂量的左洛复。3 天不到，我的室友便开始说我有点儿不一样了，发生了一些不同寻常的事情。不过，是好的那种异常。我之前没有意识到，我竟然在心甘情愿地呼吸，这是药物见效了。我没有意识到我感觉好多了，所以当室友问我是不是发生了什么事情的时候，我突然意识到，噢，天哪！我竟然在享受这碗麦片！我身上的衣服不会让我感觉疼！你知道吗？我甚至觉得自己应该出门闻一闻花香！

　　一年多以后的一天，我跟哥哥、怀有身孕的嫂子，还有表哥，一起坐在橄榄园餐厅的包间里。我们用无限供应的面包棒庆祝嫂子的生日，没过多久，我跟表哥便意识到，哥哥又陷入他的情绪旋涡中。老天爷，他的情绪总是来去无踪，毫无征兆，毫无规律，毫无缘由。哥哥是一个超级有趣的人，但他也是最爱发怒的那个。到底为什么发怒，我们永远不知道。那天晚上，他一直咬牙切齿，甚至连辅音都发不利索。等他真的说什么的时候，却尽是揶揄表哥的刻薄笑话，还当着表哥的面。后来，他又把服务员狠狠训斥了一顿，原因是他明明点的是意大利扁面条，服务员端来的却是意大利宽面。吃完晚饭，我们把表哥送回家，然后我让哥哥先把嫂子送回家，这样我们俩就能单独聊一会儿了。他把我送到我跟其他 8 位室友一起合住的房子，把车停在了车道上。

"你怎么了？"等哥哥熄灭了引擎，我这样问他。

"你什么意思？"他说。显然很惊讶我竟然想聊这种话题。

"刚才你怎么回事？你非得这么粗鲁吗？还是在你妻子的生日宴上？你怀孕的妻子的生日宴上？"

他摇摇头，嘴里咕囔着："我不知道。"

"你听着，"我转过头，正对着他，郑重地说，"你是抑郁了，肯定是抑郁。要不是因为抑郁，你就是有史以来最大的混蛋。"

我话还没说完，他就把脸埋在手里，开始哭起来。我那个爱发怒的哥哥竟然哭了。

"这就是抑郁吗？"他抽泣着说。

"这就是抑郁吗？"

他把两只手放在腿上："我不知道我为什么是这种感觉，希瑟。我没法让它停下来。它怎么就不停下来呢？我不明白。我不想有这种感觉，但它就是不肯停下来。我没办法控制它。"

"兰杰，"我说着，一边把手放在他手上，"抑郁就是这样子的。你是抑郁了。这就是抑郁。"（没错，我哥的名字叫兰杰。我父亲在阿肯色州小石城的一个卡车驿站看到一盒香烟上写着"兰杰"，便给我哥起了这个名字。噢，还有，我姐姐的名字叫九月，虽然她是1月出生的。等我出生的时候，我父亲厌倦了绞尽脑汁地起名，便随便挑了一个1975年出生的女孩都可能叫的名字。）

一周不到，我哥去看精神病医生了，这让我的父亲懊恼至极。女儿"心情低落"是一回事，虽然我不太愿意这样叫它。但要是他的儿子也屈服于绝望的感觉，那完全是另外一回事。他的儿子不可以这样。振作起来，小子，振作起来。要是你没有什么难过的理由，就不要难过了。难道他一生创建的"丰功伟绩"还没有教会我们点儿什么吗？

我觉得父亲现在依然不愿意承认人的大脑跟心脏、肺等其他身体器官一样，会生病，会出乱子。即便到了今天，他也不明白他的两个孩子要在绝望的感觉中挣扎，同样遭受抑郁和焦虑折磨的还有哥哥的两个孩子、姐姐的两个孩子，还有我的两个孩子。姐姐甚至还得找出另外的借口搪塞父亲，跟他解释为什么她的儿子要推迟传教任务，因为姐姐没办法跟父亲说清楚为什么她的儿子会有自杀倾向。这简直太荒唐了。不对，不是荒唐，不应该用这个词形容，应该用"软弱"。他的外孙不可以软弱。

***

我外甥熬过了那段抑郁期。等他再提交申请的时候，教堂改派他去圣安东尼奥市。这个消息让我姐姐兴奋不已，因为她知道，这样的话，即便我外甥出门在外时抑郁发作，最起码他还在美国，而不是在世界另一端的某个地方。我们都聚在我姐姐家，庆祝的不仅仅是我外甥开始出门传教这件大事，更是在庆祝我外甥没有自杀。我虽然已经不信奉摩门教了，但我又不是一个魔鬼（通常情况下都不是），这么大一件事，我还是想表示一下我的支持。那天早上我穿上衣服，然后给马洛梳头发，全程依然是深陷花生酱泥潭的状态。等我经历一番例行的混乱，给孩子们准备好吃的，把我们仨弄上车的时候，我已经筋疲力尽了。而且，还无与伦比地、不可理喻地悲伤。

我虽然不至于一直沉溺在"这一切都不管用"的想法中——我指的是每星期3次躺在轮床上心甘情愿地去死，同时让我母亲亲眼看见全过程这件事——但我还是十分担忧。这担忧就像某种毒气一样萦绕着我，充斥着我的内心。它没有让我变得更焦虑，只是让我悲伤。等我倒出我家车道，拐到一条无名小路的时候，我朝东迎着一个停车标志就开过去了。我们才刚刚搬到这里几个星期，我还不熟悉这些交通陷阱。你知道，等你熟练的时候，你就知道哪些是陷阱哪些不是了。我开车还是有点儿太过张狂，太不够谨慎了。在我眼里，这些道路交规都只是个建议。我跟往常一样，时速超过限速10英里/小时，经过减速带的时候比杜克兄弟还猛。那天早上去利塔学校的路上至少有3个四向停车标志，鬼才知道四向停车该怎么开！我免不了骂几句，所以我女儿认识了每个 4 个字母的单词。①

　　我在停车标志前慢了下来，一面瞥着手机，打开了音乐播放应用程序——别谴责我了，我知道这样做不好——缓慢地开过十字路口。没有真正停下来，一秒都没停。其实差一点儿就停下来了，我总是这样就差一点点。正当我抬起头，不再看手机的时候——别再说我了，我用眼角的余光看见我右边有一辆警车。不过，我没什么好担心的，我是一名白人女性，我车上还坐着两个小女孩。我刚刚换了新驾照，我的汽车尾灯也没坏。尽管如此，一瞬间我感到一阵恐惧袭来，我几乎无法呼吸。由于害怕、惊慌和恐惧，我整个脸通红通红的，再加上我的悲伤，这可真是绝了。所以，当警察打开警灯、拉响警报的时候，绝望无比的我只想哭。

　　我把车停在路边，一边安抚惊慌失措的利塔，跟她说我没事，至少我过一会儿就会没事的。虽然不确定这一会儿是多大一会儿，但最后肯定会好起来的。我越是想安抚利塔，她反而哭得越凶。我内心的悲伤就像汹涌的波涛一样奔涌而出。等警察来到我车窗前的时候，我满脸泪水，浑身颤抖着。不管怎么说，我的行为都太可疑了。我可能在隐藏什么；要么我是在假装悲伤，实际上是想掩盖什么；要么我是因为警察马上就要发现我做的坏事，所以害怕

---

① 作者这里指脏话。——译者注

地哭了。我一手摇下车窗，一手伸进杂物箱，翻腾着找我的驾照，大颗大颗的眼泪滴落在变速杆上。我在想，我该给谁打电话给我交保释金呢？

"你好，"等我扭头看着那个警察的时候，他跟我打招呼，"你知道你闯过刚才那个路口了，对吧。我看见你在低头看手机，没有看停车标志。当时我就在那里，你都没看见我。"

他说的每句话都没错，只不过，我确实看见他了，用眼角的余光看见的，就晚了一毫秒。我竭力眨眼，想把眼泪憋回去，却怎么都忍不住。我看着他的脸，只想对他说："求求你帮帮我吧，我想死。我就是想死。求求你。"但我这样说的话，利塔就听见了。马洛也会听见的。所以，我咬住嘴唇，继续努力眨眼。

"你没事吧？"他问道。我当时想，他肯定要让我下车了，他肯定会搜查我的车。他肯定找不到什么毒品或者砍掉的脑袋，但他能找到一大堆用过的纸巾。还有脏袜子、两把打不开的雨伞，还有塞在座位中间好几个月的已批改好的作业本，还有几百张加油的票据。等我有空了，我会把这些票据放在一个文件夹里，贴上"加油票据"的标签。

"我只是……"我不知道该怎么回答他。除非跟他说，他面前这个乱糟糟的女人想死，其他的话都是彻头彻尾的谎话。"我不过是……"

他能看出来我说不出话："你心情不好？"

我不由自主地立马点头，然后泣不成声。

"你把你的驾驶证和行驶证给我，我一会儿就回来，好吗？你坐着就好。"然后，他拍了拍车门，这是一个让人安心的动作，似乎一切都会好起来的。

我和女儿在车里坐着，一言不发。那个警察返回自己的车里。我伸出手，抓住利塔的手，试图安慰她，但这根本不可能，我本来情绪状态就不好，现在还跟警察扯上了关系，我根本就没办法安慰她。

我从后视镜看到那个警察从车里钻出来，又来到我的车跟前。我心跳加快，心都提到了嗓子眼，更能感觉到心脏跳动跟我衬衫领子的摩擦了。等他来到我的车门前，他拍了拍车门，然后才开口。

"你听着，这次我放你走，下次请你注意那个停车标志，好吗？"说着，便把我的驾驶证和行驶证递给我。"我希望你心情会好起来，"他继续说道，然后指着后座上的利塔和马洛说，"她俩是你女儿？"

我看了一眼她俩，然后转头对他说："是的，是的，她俩是我女儿。"

"真漂亮，"他说，"祝你们今天都开心。"他再一次拍了拍车门，然后就离开了。他转过身，走回自己的车里。整个过程让我惊叹不已，尤其是我一开始以为会被开罚单，甚至被搜车，所以无比惊慌、害怕。我完全不担心自己的生命安全（尽管我想死），也没有担心女儿们的生命安全。然后，他竟然对我这么有同情心。他竟然给我安慰。他甚至拍了我那破车三次。我最后安然无恙地离开了，没有罚单，他还祝愿我一切都好。要是每个人跟交警打交道都是这般美好就好了，要知道，我们可都是害怕会挨枪子儿的。

半个小时后，我们来到我姐姐家。孩子们在我前头跑了进去。我因为刚才愚蠢的歇斯底里的哭泣，整个脸都肿了。所以，我进门之后，立马拐进左边的客厅。我把包放在桌子旁边，然后一下就瘫在地板上。屋子里充斥着各种嘈杂声，有我哥哥姐姐、表亲、叔婶姨舅、各家的孩子，还有我父亲和继母。虽然没有听到餐具撞击盘子的声音，但我知道大家都在享用自助餐。我们一家都是乡巴佬，我们用的是塑料刀叉、纸盘子和红色的一次性杯子。要是饭菜剩下了，大家就会用锡纸包起来带走。

突然，我母亲转了过来。"原来你在这里。"她嘴里还嚼着东西，她用纸巾擦了擦手，"我看见利塔和马洛进来了，她俩说你在后头。"看见母亲的脸，听见母亲的声音，这让我有一种安全感。这是母亲和孩子之间特有的一种感情，就像你在学校经历了糟糕的一天，你刻意在同学、老师或教练面前掩藏的情绪，却在看见母亲的一瞬间突然爆发。

我把腿缩在胸前，头趴在膝盖上，哭了起来。"我今天因为闯了一个停车标志，被拦下来了。"我哭笑不得地说，然后我抬起头看着母亲，"这没什么，你知道吗，那个警察人超级好。他都没有给我开罚单，他还夸了利塔和马洛。但是你看看我！我简直是一团糟！"

母亲走到我跟前，把手放在我脑袋上："希瑟，每个人都会——"

"但我还是这副德行！我是说，我已经接受过两次治疗了，结果呢？我怎么样了？要是这一切都不管用，我干吗还要冒这个险？"

"你才接受两次治疗，孩子。我们得给它——"

"给它什么？我因为这个，从你那里偷走了那么多时间，可我还是什么都做不好。我迈不过这道坎儿了。我还是什么都做不好。这对你不公平！"

"记住我跟你说过的话。"母亲说，用手捧着我的下巴，"我们要做这件事。不管代价是什么，我们都要做这件事。不管代价是什么。已经两次了，还有 8 次。这个月我们什么事都没有，只想在你醒来的时候陪着你。你听到了吗？"

我点点头，用外套的袖子抹了一把脸。乡下人的毛病又犯了。"我只是不想再有这种感觉了。仅此而已。我只有这一点要求。"

我只是想做好，能不再一想到要处理一些事就浑身不适。我是说任何事，比如熨衬衫或者把盘子放进洗碗机这样的小事。有的时候，哪怕只是想一下要给鞋子穿鞋带，我都觉得受不了。不是说做这件事要费多少力气，虽然这也是原因之一。而是说，为什么要做？既然我一开始就不想出门，为什么要给鞋子穿鞋带？既然我不想穿衣服，那么为什么要熨衬衫？要是没有人能闻到沾上咖啡污渍的 T 恤的味道，那我连穿 3 天又有什么问题呢？

而那些大事——比如在你 7 岁的孩子用头撞钢琴键的时候保持镇静，厨房下水道出了问题，截止日期快要到了，因为闯停车标志被拦下，等等——就像在 120 层高的建筑的顶层，电梯坏了，而你的腿又瘫了。抑郁掐灭了我们生活的意义——我们生活中一切事情的意义，它让人完全无法做任何事。每一天，每一小时，每一分钟都是我们需要应对的障碍。大部分人可以毫不费力做到的事情，我们却连第一关都走不过去。所以我们崩溃了。我们要么连续睡上好多天，要么对着无辜的人大吼大叫。有些人会喝得酩酊大醉；有些人会捂着枕头尖叫，或者趴到一个角落里来回地摇晃自己的身体；有些人会躲在衣橱里给妈妈打电话，跟她说："求求你，让我死吧。"

九 / 自杀意念的谎言

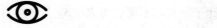

第二天一早，我空着肚子开车送孩子们上学。电休克疗法中心打来电话，第三次治疗需要在那天下午 1 点进行。我的最后一杯水是出门之前喝的。我们又来到那个停车标志前，我把车停下来，停了 10 秒。

"妈妈，你可以走了，没有车开过来。"利塔看着我这么说道。刚上七年级的小孩说话却如同大人一般。

"我知道可以走，"我回道，"但你忘了吗，昨天我们就触犯法律了，我可不愿意再来一遍。"

我开出了那个路口，继续往她学校开去。几分钟后，利塔问："那个，外公和外婆今天会过来吗？我是说，来帮你？"

她比马洛知道得多一点儿，但具体细节她一概不知。她只知道我母亲和继父每隔一天会过来，带我去一个诊所，"看看我焦虑的毛病"。她还知道，他们把我送回家后，还会多待一段时间，好让我睡一会儿。至于我会在异丙酚麻醉药的作用下，迅速地坠入深渊，然后保持麻醉状态 15 分钟，而母亲和继父会目睹全过程这件事，她是完全不知情的。她也不知道那个针头，不知道吸气管、昂丹司琼、利多卡因这些东西。她也不知道恢复室的样子，不知道我刚醒来时嘴里说的那些疯话。她不知道格雷格、克里斯、莫莉，也不知道塔德勒医生和米基医生。她也不知道用电极片贴在我额头上的那些线。没必要让她知道这些事情，这不仅仅是因为要防止她一不小心说漏了嘴，让她父亲知道了。我只需要让她知道，妈妈想变好，妈妈在努力变好，因为她只知道我有些不开心。虽然她不清楚我到底有多么不开心，但她还是能看见深深地刻在我脸上的绝望。

等我在七八年级学生下车的地方靠边停下来的时候，利塔把书包挎在了右边的肩膀上，突然转过头来看着我。

"祝你今天好运气哟。"她说。

"谢谢你，亲爱的。"我探过身子，隔着车子的中控台，好好抱了抱她，"一切都会好起来的。"

等我填好调查问卷，从格雷格那里拿到身份手环之后，我一遍又一遍叙述着那句话——"一切都会好起来的……一切都会好起来的"。调查问卷上我的答案跟上星期五填的是一样的。只是，我在第五项上停留的时间长了一会儿。第五项就是测悲伤程度的那项。之前一年，我从未用"悲伤"描述过我的心理健康状况。在跟母亲或心理医生描述的时候，我用得最多的是"绝望""焦虑""易怒""愤怒""恐慌""抑郁"这样的词语。直到我第一次见到那个问题，我从未把"悲伤"跟我的经历联系起来。但这个词却无比精准地概括了我对活着的感受：我感到悲伤。

母亲在跟我说着家里人的事情，说昨天的辞行聚会上她们聊的一些事情。大多数时候，我都是专心在听的。跟她在一起这么长时间，我渐渐明白，随着年龄的增长，她旺盛的精力越来越少通过不停地运动来发泄，而更多通过不停地说话来排解。她总是说个不停，都不带喘气的，有时候甚至可以三件事情混到一起讲。在母亲滔滔不绝的时候，我经常用眼光搜寻继父的身影，总能看到他满意地望着远处发呆，因为他终于可以解脱片刻，不用再听我母亲唠叨了。

母亲在说我外甥的事情，我却因为候诊室里等待电休克疗法治疗的几个患者走了神。他们中间有些人的行为方式和说话方式，就是我们想象中需要进行电休克疗法治疗的典型。有个人一看就是精神错乱。有个人看起来几个月都没睡过觉了。还有一个女人的手抖个不停，几乎都没法拿起笔填表。可能我看起来就是他们三个加起来的样子。

我们跟当天需要进行电休克疗法治疗的人共用一间候诊室。

有一回，我来接受治疗的时候，电休克疗法中心已经完成了 22 例电休克疗法治疗。他们的时间都是精确到分钟的，他们知道每个人完成一次治疗需要多长时间。但我的治疗就没那么精准了，这是可以理解的。我才是第三个符合条件，且同意加入研究的人。我好几个星期之后才知道，这里的每一位技师，每一位护士，每一位医生，每一位麻醉师，他们都是志愿来帮我的。最后一例电休克疗法治疗完成之后，他们得再加几小时的班，而且完全是无偿的。在我第二次接受麻醉治疗的时候，米基医生跟我母亲解释说，这项研究的最终目的是想证明麻醉可以给患者带来电休克疗法的好处，同时避免电休克疗法的副作用。这些副作用哪怕最轻微的，也可能会引起短期或永久性的记忆丧失，还有偏头痛。我的精神科医生组建了一个非常了不起的团队，当他问他们是否愿意帮助米基医生的时候，没有一个人有过片刻迟疑。

由于前面接受电休克疗法治疗的患者有一些耽搁，我们那天等了一个多小时。我的肚子"咕噜噜"叫个不停，就像动画片里的场景。那"咕噜"声甚至都要淹没母亲的唠叨声了，不过说实话，母亲说了啥，我是一点儿都不在意的。听她说话，就是为了转移注意力，好让我忘记饥饿、口渴、针头、药、管子、瓶子、悲伤，还有这一切可能只是在浪费大家的时间的担心。

在母亲停下来喘口气的空当，我问她："我不是想转移话题，但你能帮我提醒一下他们芬太尼的事情吗？"

"没问题，"母亲答道，"我敢肯定他们都记下来了，不过，我还会再提醒他们一遍的。"

"还有……你能不能再帮我问一下他们……现在已经 6 天了，整整 6 天了，这不太正常。"

"6 天了，是指？"

"我是说，已经 6 天没有……嗯……"我使劲儿睁大眼睛，摇晃着脑袋，不知道该怎么说。我特别讨厌跟别人讨论我上厕所的习惯，哪怕是自己的母亲也不行。这么多年来，我孜孜不倦地培养孩子们规律地上厕所的习惯，还在我的博客上写了无数篇这个话题的文章。正因如此，我真是一分钟都不想谈论这个话题。

"嗯……"母亲抿了抿嘴，"可能是这么多天来，你经常饿肚子的原因。每隔一天你就得少吃一两顿饭。"

"没错，"我说，"可我毕竟还在吃东西啊。已经 6 天了，我连一点儿感觉都没有。我就是觉得这样不太对劲儿。"

"那我们问问米基医生，是不是他们给你开的药有这个副作用。"

我多么庆幸有母亲陪着我，庆幸能听到她的声音（虽然她太能说了），能得到她的支持。她让我感到安心。我把治疗的事情跟几个朋友说了，她们知道我能同意接受治疗，肯定是下定了决心放手一搏的。每次她们惊讶地"啊……"的时候，我都会说，"我母亲会陪着我。没事的"。

终于等到他们叫我进去准备了。我不认识这个抽血的医生。我已经饿得两眼发晕，舌头也因为脱水总是粘在上颚上。我坐下来，对面就是一个大电视。第一次进来坐下的时候，电视上正循环播放夏威夷风景的图片。我还认出我去过的毛伊岛的一个海滩。那是 3 年前，我跟几个同性朋友一起去旅行，是为了给我一个朋友一些鼓励，因为她的未婚夫在求婚 3 天后自杀了。事发的那天，我正在剪头发，快剪好的时候，我接到另一个朋友的电话。他们在他车的后备厢发现了他的遗体。车停在一个火车站里。他自己爬进后备厢，结束了生命。这些细节清楚明了，没什么好说的，但他为什么要这么做，这是我朋友无法理解的。每个人都无法理解。那天晚上，我买了足够多的泰国饭菜，因为有一大群朋友会聚在她家里，安慰她，跟她说话，或者只是陪着她。等我进门的时候，她站起来，走到我跟前，一下子瘫倒在我怀里。我抱着她，轻抚着她的头发。几分钟后，她拉着我的右胳膊，把我带进她的卧室，好单独跟我说说话。或许，我是唯一能跟她解释这一切是因为什么的那个人。她知道，我也知道。因为她知道我也那么绝望过。

她跟我说，他曾因为离开他熟悉且信奉一生的宗教而感到非常矛盾。她还说，他也曾为摆脱一场不再有爱的婚姻而感到矛盾，不停地担心这会不会对他的 3 个孩子造成什么影响。她还说到他的抑郁，不过，他看起来状态还可以。他怎么能这样对她？他怎么能这样对他的 3 个孩子？他怎么能这样？为什么要这样？他怎么能这样对他们？

我等她说完，任由她歇斯底里地大喊，让她啜泣着哭完。她的眼睛已经肿得快睁不开了。然后，我紧握住她的手，跟她说："我知道，你和大家都觉得他竟然做出这样的事，对你还有他的孩子都太残忍了。但我现在要告诉你，他之所以做出这个决定，他能爬进后备厢结束自己的生命，那是因为他被蒙蔽了。是抑郁让他以为，要是没有他的拖累，你们所有人都会过得更好。抑郁让他对此深信不疑。抑郁让他深信，他这是帮你们所有人摆脱他这个累赘。这是抑郁的错，不是他的错。"

有些朋友说她未婚夫自私，说他背叛了她，背叛了他们之间的感情，以为这样可以给她一些安慰。但几个月后，她跟我说，那天晚上我在她房间里跟她说的话，让她内心感到了一丝安宁。不过可笑的是，此刻我却坐在电休克疗法中心，看着对面大屏幕上循环放映的热带雨林和花朵的图片，等着别人把 22 号大针头插进我的胳膊里。我同样打心眼儿里觉得周围的人没有我会过得更好。这是我生病的脑子无法辩驳的一个真理。

接受治疗的两个月前，有一天晚上，我发现自己躺在浴缸里，忍不住想我能不能凭借意志，让自己一直待在水下面不出来。那天，我就是给这个朋友发了个信息。我的手机就放在浴缸旁边的地板上，我双手湿漉漉地给她写短信："我觉得你应该过来一趟。我不该自己一个人待着。"刚发出去，我就后悔不已，觉得不应该给她这么大的压力，就赶紧发了另一条信息："其实我没什么事，你不用过来。"

我还没把手机放回到地板上，电话就来了。看到她的名字，我稍微迟疑了一下。

"嗨。"我接通电话。

"我现在马上过去，该死的！"电话里传来她的吼叫声，"你最好给我老老实实地开门。"她知道她能这样跟我说话，半是开玩笑，半是恐吓我，好像在说："你敢不开门，我就报警。"我擦干身子，套上从卧室地板上找到的 T 恤和瑜伽裤。10 分钟后，我给她开门让她进来。我紧紧地抱住她，痛哭不已。她不住地点头，什么都没说，然后她带我回到卧室床上。我钻进被窝，她也钻进来。她一边抚摸着我的头发，一边轻声说："我今天晚上不走了，我陪你一晚上。"第二天一早她就起来了，说她有个会必须去，然后跟我说她有多么爱我。我真高兴给她开了门。

***

  我不太想去认识这第三位抽血医生。其实，当我盯着电视屏幕看的时候，她也没有跟我多说几句话的意思。她比莫莉年纪大些，留着齐肩发，穿着笔挺的白大褂。在她做准备工作的时候，乏味又冰冷的气氛笼罩着整个房间。她非常快速地过了一遍我的用药清单，而我也没跟她提我尿道的事情。我没跟她说，一直想死会毁掉人的性欲，没说我已经记不得想跟别人有亲密接触的感觉了，更没提光是洗头发这件事就足以打消我去约会的念头。

  而后，她从计算机旁边的座位上站了起来，迅速戴上一副橡胶手套，拿起了针头。我给她看右胳膊上前两次扎针留下的黄色瘀青，问她能不能试试左胳膊。她走到我左边，在胳膊上端绑上一根橡胶止血带，让我攥紧拳头。我握紧拳头又松开。这样几次之后，主动脉便鼓得像个蓝色的大管子。我看见她作势要给我扎针，就赶紧扭过头去。一针扎下去，我全身都跟着抽搐，仿佛她不是在给我扎针，而是在用锯子锯我的胳膊。我强忍住不喊出声儿来，但她又扎了一下，我感觉疼痛再一次直冲耳根。我急吼吼地喘了几口气，闭上眼睛。她连忙跟我道歉，说她没法把针全部扎进去，还要再试一次。我右手紧紧地抓住大腿，做好迎接的准备，但第三针实在太痛了，再怎么准备都没用。我忍不住呻吟了一声，试图用喘气的声音掩盖住。我整个左胳膊火辣辣地痛。

"我不知道是哪里出了问题，"她若有所思地说，"针头可以扎进血管，但总是没法扎得足够深。我去找同事来看看。"她快速走出房间。我立马把头往后一仰，盯着天花板痛苦地呻吟起来。这个姿势可以让我的舌头和上颚贴得不那么紧。我不住地想，这时候如果能来一杯苹果汁润润嗓子，那该多好啊！几分钟后，那个护士跟另一个穿着白大褂的女护士过来了。这个女护士我之前在电休克疗法中心的走廊上见过。

她拿起我的左胳膊，检查了一下血管，然后又看看右胳膊。

"有没有试过右胳膊？"她问。

"前两次都是扎的右胳膊！"我赶紧接话，一想到要在瘀青的地方扎针就慌了神。我抬起右胳膊给她看扎针的地方。

她查看了我右胳膊上的针眼，长叹了一口气。

"好吧，我们再试一次左胳膊。你过来，"她跟原来的抽血医生说，"就像这样，抓紧她的胳膊，我再试一次。"她瞄准的是一条已经变成紫色，像蚯蚓一样的血管。原来的抽血医生紧紧地抓住我的胳膊，我一点儿都动弹不得。我转过头，感觉到锯子在胳膊上拉扯。这名护士扎得很艰难，而我整个左半边脑袋已经疼得嗡嗡作响。她拿着针又来回戳了几秒，终于扎对地方了。只见她两手往大腿上一拍，说道："就你这样的血管，你肯定会觉得我们不够专业。刚才对不起呀！这个针可一点儿都不好玩。"

哈！哈哈！还说一点儿都不好玩！这个针已经成了我"死亡之旅"中最恐怖的记忆了。

我垂头丧气地回到候诊室，左胳膊上缠着紫色的纸带。我刚在母亲旁边的座位上坐下，一名护士就走了进来，问我准备好了没有。每当这个时候，我总希望时间能够慢一点儿，因为从候诊室走出来到异丙酚起作用的这段时间总像被快进了一样。我还想慢慢品味这次体验的每一个细节呢，但这样严肃的治疗可容不得半点儿胡闹。

护士一边领着我来到轮床跟前，一边问我的名字和生日。我总是不情愿回答："难道你不知道我是谁？"这个笑话可真是永不过时，就连利塔都会开我这个玩笑。有时候我们在快餐店被怠慢了，她就悄声跟我说："难道他们不知道你是谁？快，跟他们说你是谁。"我只好说："利塔，就算跟他们说'我是母婴博主'，他们也不会快一点儿上你的炸鸡块的。"

我说了我的名字，然后跳上轮床。我让他们给我拿一条温暖的毛毯，因为他们显然忘了给我。整个团队开始忙着把各种仪器固定在我身上。这套精准的流程包括电极片、各种瓶子和管子，还有各种些微的调整。我看着母亲，她正站在米基医生旁边。我朝她眨了眨眼，提醒她说一下我便秘的事情。等他们准备好要开始治疗的时候——我感觉从我坐在候诊室开始到现在不过两分钟——母亲突然拉住米基医生的胳膊。

"嗨，各位，"她开始说了，"我们得先说一下大便的事儿。"

"老天哪，"我惊讶不已，电极片挠得我额头好痒，"你不是开玩笑吧——"

"噢，现在你又装起正经来了？我可不依你。"母亲嗔怪道，"没错，今天我们得说一下大便的事儿。当然，我说的是希瑟的大便。你们给她开的药里面，有没有可以引起便秘的？她从开始参加这次研究就没拉过大便了。"

"妈妈，咱俩有什么深仇大恨吗，你这么对我？"

"我本想在你婚礼上这么说呢，但你逃走了。"

我看见米基医生掰着手指，在脑子里逐个过我的用药清单。这个？不是的。那个？也不是。他转头看向那天值班的麻醉师贝克医生，贝克医生也是眉头紧锁。

"这个嘛，可能是因为你现在经常长时间不吃东西。"贝克医生说，"不过，在你下次来之前，我们会做一些研究的，看看能不能发现什么。"

"在这之前，"母亲走过来，把手放在我的脚上，"我就给她准备点儿通便茶吧。今天我们就来点儿通便茶，好吗？"母亲对我眨了下眼睛。

母亲话音刚落，就到了我"死"的时间了。

贝克医生问我是否准备好注射昂丹司琼和利多卡因了。我点点头，握紧的拳头放在胸前。母亲仍然站在床尾，她的手现在放在背后。我赶忙去寻找她的目光，她也正在看我。

"还有这个异丙酚。"他边说边举起那个乳状液体。我扫了一眼那个瓶子，又看了一眼母亲的脸庞。我从眼角的余光看见医生把那瓶药用力推了进去。我能坚持多久呢？我又忍不住猜想。我能凭借自己的意志力保持清醒吗？几秒钟过去了，我没感觉到什么异样，便望向四周，看看有没有人知道我在努力让自己保持清醒——

然后就没有然后了。

突然，我感觉谁把手放在了我的左腿上。我能感觉到自己不是平躺着的，有人把轮床的床头升高了。我眨了几次眼睛，感觉喉咙难以吞咽，口干舌燥。我没认出来坐在我右边的那个人，于是脱口而出："你是谁？你在这里干吗？你怎么这样随便走来走去地吓人？"

瞧，晚会上那个醉酒的姑娘。

"你不记得我啦？上回我们见过的，我叫克里斯。"他说。他的声音温柔得不得了，我心里猛地一惊。

"哦……克里斯啊？是克里斯，克里斯——克里斯托弗，没错，嗨——！"

他笑了："你能告诉我你的名字吗？"

"希瑟·阿姆斯特朗。慢着，是希瑟·B.阿姆斯特朗。"

"非常好。你能告诉我这是哪一年吗？"

"2012 年。"

"嗯……你再好好想想？"他答道。

"1，2，3……"我低头看着自己的手指数了起来，"就是 2012 年。"房间里的每个人又沉默了，所有人面面相觑。"啊，见鬼。我又说错了是不是？"

"你再试一次。"母亲说。这时，我看到原来是母亲的手放在了我的腿上。

我闭上眼睛，仿佛看到一个机械钟快速地转动，直到我脑中突然闪现出"2017"这个数字。

"哦，天哪，真是太不好意思了，是 2017 年，抱歉。"

"不必道歉，"克里斯回应道，"这是很常见的。我们之所以问这个问题，只是为了在放你走之前，确认你完全清醒了。"

"我那该死的苹果汁呢？"我开玩笑说，两手往大腿上一拍。另一名护士从房间另一头的小冰箱里拿出来一个容器，往塑料杯子里倒了一些果汁。"那一点儿可不够喝的！"我大叫道。

我母亲从未真的见过我喝醉的样子，便说："希瑟，你先把这杯喝完，待会儿她会给你再倒一杯的。"

"这我知道，妈妈。"我说，"我就是管不住自己的嘴巴——噢，天哪。通便茶！你当着所有人的面讨论我拉大便的事情。为什么我偏要记得这件事？我脑子里全是什么 2012 年，怎么就不能忘掉通便茶呢？"

这时，母亲咯咯地笑了起来。恢复室的两位护士对之前的谈话并不知情，而我却当着他俩的面说起超级强效减肥花草茶的笑话。"希瑟便秘了。"母亲跟克里斯解释。

"妈妈——"

"我们正想办法搞清楚是不是药物的副作用呢。希瑟，你家旁边那个拐角有一个亚洲超市。回家的时候，我们在那儿停一下，给你买点儿通便茶。"

我又一口气灌了两杯苹果汁，然后从床上下来，站起来。继父在旁边扶着我，我俩胳膊挽着胳膊，一并走进了长长的走廊，又从走廊出来，来到停车场。母亲在后面，我听见她又跟两位护士说，让他们提醒米基医生查一查药的事情。继父正要打开车门的时候，母亲追了上来。我在车窗上瞥见了自己的脸。我伸手去摸。虽然此刻的我醉醺醺的，说不准年份，还得聊一些见不得人的事情，但我突然意识到，等等，等一等。过去的 4 天里，我洗了两次澡。一共两次呢。我还化妆了。这等大事，怎么我之前都没有意识到呢？我不得而知。我伸手触摸车窗上倒映着的我的脸庞。那天早上我竟然还涂了睫毛膏，它描出了两个空洞洞的孔。那是以前我眼睛生长的地方。

十 / 玉米片蘸莎莎酱

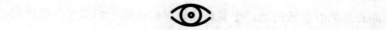

那天下午，快 4 点 30 分我们才到家。我前一天晚上 8 点就没吃任何东西了，不折不扣地饿了整整 20 个小时。继父开车送我回家的路上，我吞掉了一个 20 克的能量棒——我发出狼吞虎咽的声音，跟火鸡的叫声似的。等我走进家门的时候，马洛正坐在厨房台面那里，她的临时保姆琳赛就在她旁边。知道我接受治疗的朋友问过我，这段时间该怎么管这俩孩子。其实，我们所有人都同意放手试一试。我说的"所有人"，其中就包括琳赛。我是那个学期开学的时候请的她，主要是让她帮忙接孩子们放学，把她们送回家，然后陪她们到 5 点 30 分。这样，我就可以一整天安心工作了。她可以帮马洛辅导作业，给两个孩子准备小点心，陪她俩玩儿，好让我全力应付我的工作，还有那个不知道什么时候就会发短信说网站上某个表格乱码了，我怎么没有修好的老板。而在像迷宫一般错综复杂的按钮中，那个表格实在是很不起眼，除了我和他，世界上任何一个浏览网站的人都不会看见的。

　　过去的这些年里，我请了好几个保姆，琳赛是最后留下来的那个。最开始是凯蒂，然后是我侄女玛丽亚。再后来是我继父的女儿卡米，她总是在周末开车从犹他州普罗沃过来帮忙照顾马洛。还有我表妹麦肯齐，她跟我们在一起住了近一年的时间。可惜马洛慢慢地竟然觉得麦肯齐是属于她一个人的。她竟然相信自己应该拥有一个大活人。后来，麦肯齐结婚了，自己也怀孕了，就没法再照顾马洛了，所以我又请了一位叫凯莉的女孩，让她帮忙接送孩子们，给她俩辅导功课。后来，马洛又觉得凯莉是她的人，是她自己独有的。每当我想跟凯莉说点儿什么的时候，马洛就会大声说话，压过我们俩的声音；或者大声尖叫，用脚踢墙；有时候，她会尖叫着往地上一躺。我素来是一个很严格的母亲，比我许多朋友都严厉多了，在一般情况下，我是不允许我的孩子这样做的。但是，孩子父亲搬走了以后，我就松了很多。比如，就马洛占有凯莉这件事来说，我觉得她没有了父亲的陪伴，心里本来已经有个巨大的空洞，我没必要再加大她的痛苦。于是，我很快就摸索出一个好办法，每当我需要跟凯莉说话的时候，我就给她发短信，让她在卫生间见我。我们在卫生间悄声说话，有时还要一遍遍地冲马桶，以掩盖我们说话的声音。

　　后来，凯莉去公司上班了，我就找到了琳赛。第二次治疗之后，我就跟她说了实话，跟她说我一星期 3 次到底经历了什么。是去死！还吃迈克尔·杰克逊吃的药！还对陌生护士说一些乱七八糟的糊涂话！她的反应就跟我刚开始对这次治疗的态度差不多：有一些迟疑，但是"你该怎么做就怎么做"。她不知道我想死这件事，但她能看出来我有些失落。哈哈哈！我不是失落，是想死。

那天下午走进家门的时候，我又饿又累，这让我看起来有些怪怪的。我觉得琳赛被吓到了，因为她站起来的时候，连带着板凳都偏离了两英寸。她问我没事吧，我点点头，指了指地下室，那是我此刻最想待的地方。我想立马躺在床上，请让我立马躺到床上。我走到马洛跟前，在她额头上亲了一下，然后不知道哪里来的力气，又转头跟在我身后进门的母亲说："请你跟利塔说我爱她。我得躺下了。"

我跌跌撞撞地走下楼梯，来到卧室里，钻进被子里，还不忘把闹钟定在 5 点 30 分。虽然我肚子一直在咕噜噜作响，甚至羽绒被都挡不住这声音，但我实在太累了，什么都吃不下。睡一小时就够了，我只要闭上眼睛就行了。布什内尔跟我说这会管用的，他把我"卖"给了这项临床试验。但他还跟我承诺说，每做完一次治疗，我就能恢复一点儿正常生活。但我总是这么疲惫。治疗 3 次了，每次我都疲惫得不得了，甚至回家的路上车子每次转弯和刹车，我的脑袋都跟着摇晃。现在我几乎瞬间就睡着了，握在手里的手机甚至还亮着屏呢。

闹钟响的时候，我都不知道自己在哪儿。我的房间一片漆黑，只有窗帘那里透过来一点点微弱的光。我使劲儿眨了几次眼睛，才搞清楚自己在哪儿。我听见楼上有人走路发出沙沙声，还有我母亲跟琳赛说再见的低沉的声音。我们家简直充满了互助合作的气息。

我拖着沉重的身子起来、走下床的时候，我感觉又像在"花生酱泥潭"里挣扎。我爬上楼，厨房的灯光刺得我睁不开眼。母亲正在擦灶台，她一回头，看见我正用手遮住眼睛。

"怎么起来了？怎么不再睡一会儿？我们把一切都搞定了。"她说。

我依然觉得请人帮忙不太对劲儿，或者不太正常。说实话，我依然觉得这是弱者才干的事。我已经占用了她太多时间了，这是我很不愿意做的。"我没事。"我答道，"我想看看两个孩子。她俩在哪儿？"

她俩都已经写完作业了，正窝在利塔的床上呢。利塔在玩手机，马洛在玩平板电脑。这个平板电脑是圣诞节打折的时候我给她买的。安静的时候，她俩总是待在一起。她俩总是互相拥抱，一起分享各自发现的秘密，一起窝在沙发或床上，要么你的腿搭在我的腿上，要么我的胳膊挽着你的胳膊。马洛是在一个星期天的早上出生的，我记得紧接着的那个星期天，我就因为悲伤和悔恨而彻底崩溃了。那时，我总是深信不疑地认为自己给利塔生个妹妹，是完全毁了她的生活——这个妹妹不管她喜不喜欢，都将伴随她的一生，无法摆脱。我为什么要这样对她？我到底在想什么，竟然怀着这个在我子宫里蠕动着的陌生家伙长达 9 个月？我怎么就没有问一问我 5 岁女儿的意见，怎么就没有考虑她到底想不想要一个妹妹呢？这都是我的错：她最终会跟我一样无家可归，孤独终老。巧的是，那周的星期一我又开始吃一大堆抗抑郁的药了。

我坐在利塔的床前。利塔放下手机，过来拥抱我。刚回家的时候，我太累了，都没有去找她，我感觉很自责。每天下午她放学回家进门的那一刻，我们总是会来个拥抱，一个深情的、长长的拥抱，这已经成了我们的仪式。不论是在开电话会，还是正在整理季度报税的事情，不论在干什么，我都会立马停下来，在她跑过来拥抱我的时候也给她一个拥抱。至于马洛？她有"她的人"，这个人会专心陪她。要是她需要更多人专心陪她，或者想吃冰激凌，她会来找我的。

"怎么样？"利塔问，声音有些颤抖。这孩子竟然跟我一样担心，担心妈妈会不会再也不能像以前那样笑了，这让我难过极了。

"很好。"我宽慰她，"一切都很好。"我紧紧地抱着她，轻轻抚摸着她的后脑勺。这时，我母亲走过来，从走廊探进来个脑袋。

"我跟你继父准备给她俩买个比萨吃，然后我们不走，我们帮忙哄马洛睡觉。"她宣布道，"你没有发言权，所以就别费口舌了。另外，我已经把衣服放进洗衣机了，走之前刚好洗好，我们还能收好。"然后，她把手举起来，那样子就像交警在指挥交通。

***

在我离婚，尤其是我前夫搬走，我开始独自承担这一切之后，我母亲就一直是我的支柱。但直到治疗前的 3 个月，我让母亲陪我一起参加心理治疗，她才真正明白独自承担这一切对我造成了多大的伤害。我本不想让她来参加的。让她来，就意味着我在请人帮忙，这是我做不到的。我不愿意承认自己极其需要别人伸出援手。但我的心理医生梅尔却说，要是我不把母亲叫来，她就追查我母亲的行踪，然后自己把她叫来。这是违法的？很有可能。但这个办法确实管用，梅尔知道。

所以，我给母亲打电话，问她能否陪我一起参加每周都去的心理治疗。她没有丝毫犹豫，因为你知道的，我给她打了那么多电话，还有那么多尖叫，还有偶尔提到一两回的"我想死"的事情。12 月一个大雪纷飞的星期三下午，我和母亲把车停在了心理医生新搬的那栋楼的停车场里。

"要是你想坐电梯，我们也可以坐电梯。"走到大楼入口的时候，我这样说，"但我通常都是走楼梯，这五层楼可不是开玩笑的。"

"你这是在挑战我吗？"母亲回答，"我虽然年龄大，但还没老。你还要我提醒你，你每天的步数一共超过我几回吗？我来说吧，一共是两回。第一回是因为你作弊，第二回是因为我在接受乳腺癌放射治疗。不记得了吗？"

"那就走楼梯！"我兴高采烈地叫道，努力把自己从记忆中拉回来。我想起我前夫曾叫喊着我母亲"新确诊的病症"会让她没法帮我照顾孩子，这是他认为我不适合做母亲的另一个理由。但他不知道的是，哪怕在做放射治疗的 4 个月里，她依然坚持每天走 1.5 万步，天天如此，一天都没落下过。

我们走进冰冷的水泥楼梯走廊，开始慢慢地爬向五楼。就像我说的那样，这些楼梯可不是开玩笑的。其实，几个月前我的心理医生刚把办公室搬到这里的时候，我就发现这里的楼层太高了，每层楼都分成两段楼梯。算上去停车场的楼梯，这个五层高的建筑共有近 12 段楼梯。

每星期 3 次，我都是先走路送马洛到教室门口，然后开车经过 5 个街区，来到这座办公楼。然后，我会爬这 12 段楼梯，来来回回爬 12 次。我会把手机别在腰里的健身带上，这是我专门为波士顿马拉松训练买的。在楼梯上爬上爬下的时候，我一般会听一个跑步的歌单，里面有 200 多首难听的流行歌曲。要是有上班的人走进楼梯间，我总是会注意不跟他们有眼神接触。这样，他们就会相信像我这样一身健身装、戴着白色耳机、汗如雨下的人，肯定就是在楼梯间里健身的，所以，可千万不要报警。

心理医生的办公室坐落在五楼走廊的尽头。我和母亲一起走过去，一言未发。我们俩都不知道到底会发生什么。我穿了一条跟休闲裤很像的灰色瑜伽裤，还穿了一件以前不那么讨厌自己的时候经常穿的一件毛衣，所以算是稍微打扮了一番。而我母亲呢？她一贯穿得像是要向总统汇报空袭的情况。（甚至连出门拿个邮件，她也得先把衬衫熨了，把口红涂好。）到了梅尔的办公室，我们俩就在等候室里静静坐着。我想我可能撒了个小谎，因为我知道会发生什么。记住：我是瓷器店，梅尔是一头牛。

15 分钟后——我们当然会提前 15 分钟到啦——梅尔打开了办公室的门，送一对儿夫妇出来。男的高高的，留着黑发，女的矮矮的，一头金发。梅尔的专业是婚姻咨询，但因为她十分熟悉我的脑回路，就一直留着我这个客户了。我尽量不跟这对儿夫妇有眼神交流。我在想，他们看见我跟我母亲一起坐在这里，该不会想，"这是我见过的最奇怪的一对儿女同性恋了"吧？

他们从我们身边走过去了。梅尔迎了上来，脸上绽放出灿烂的笑容。我看见她眼里闪着光，似乎在说，"天哪，天哪，天哪。这就是希瑟的母亲啦。是她，准没错"。

"你一定就是琳达吧?"梅尔满脸笑容地说,伸手去跟我母亲握手。母亲站起来,先是用右手握住了梅尔的手,然后把左手放在上面,似乎在说这个时刻对她有多么重要。待会儿少不了要哭了,直觉这么告诉我。喂,女士们,别这么热情洋溢、意味深长地拥抱了可以吗? 旁边还站着一个想死的人呢。

"是的,我是。"母亲答道,"感谢你接待我,也感谢你一直以来对希瑟做的一切。"

梅尔看了我一眼,眼里闪过一丝疑惑:"这个,当然了! 她花钱就是要我干这个的!"

我们跟在梅尔后面走进办公室。她的办公室俯视着山谷的东半段,即自北向南延伸的沃萨奇山谷的前段。跟往常一样,我在组合沙发最远的一端、靠近橙色流苏毯子的地方坐下。母亲坐在沙发的另一端,放下包,然后把衬衫和罩在外面的大衣弄平整。梅尔在我俩对面坐下,往后倚着,一条腿放在另一条腿上面。我听见她长舒一口气,然后她直直地盯着我,问道:"她知道为什么让她来吗?"

我耸耸肩,含混不清地说:"她知道一丁点儿——"

"我知道过去几个月,她每周都来找你。"母亲插话,"我知道我们需要做些事情——"

"你女儿需要帮助,她需要你的帮助。我让她把你带来,是因为她太害怕向你开口了，所以我要让她向你开口。"

"她知道我愿意做任何事情——"虽然我母亲跟跨国公司的首席执行官、老总们谈判过，但她还没见识过梅尔。

"是的，这些她都知道。"梅尔摆着手，"但她不敢开口，需要向别人请求帮助的时候，她也不知道怎么请求帮助。这有一系列原因，你知道情况有多糟糕吗？"

"她跟我说了她的感受，是的，情况不太好。"

"没错。但你知道情况有多糟糕吗？"

"情况确实很糟糕……"

"要是我们今天，现在，不想出个办法，你女儿迟早会被送到医院去，是死是活都不一定。我的目标——我们的目标——是要想出一个办法，帮她分担她肩上那个不可思议、无法想象的重担，这样她前夫就不会突然出现，然后说她是个不称职的母亲。我们不想让她失去自己的生活。"梅尔朝我笑笑，"但更重要的是，我们不能让她失去自己的孩子。"

我母亲开始哭了。"我跟希瑟讨论过这个。她总是害怕她前夫会发现她的抑郁。我知道，这是她最最害怕的一件事。"

"坦白说，这也是我最怕发生在她身上的事。她陷在了'第22条军规'的两难境地：要是她寻求任何大的治疗，他就会发现。但她如果不寻求帮助，就不能好起来。"

"这个，我们也谈过，确实是的。"

"这就需要你了。"

"我想帮她，但我不知道该怎么做！跟我说该怎么做！我治不好她——"

"希瑟，"梅尔打断了她，"跟她说，跟她说你最需要她做什么。"

我眨眨眼，竭力把眼泪憋回去。我摆弄着毛毯的流苏，咬紧嘴唇，好像吞下了巨大的委屈。"我跟她说过，每天的家务琐事让我窒息。"

"是的，但你再说得具体一点儿。"

我往前探了探身子，手肘支在腿上，这样我就能把脸埋在手里。"妈，我没法再把盘子放进洗碗机，我没法再洗一次衣服，我没法再辅导马洛练琴，我没法再洗一次澡，我没法再在早上醒来，然后一遍又一遍地做这些事。"我把手从脸上移开，一边跟母亲比画一边说，"我好像被困在了仓鼠的滚轮里，我片刻都不能逃离。"我使劲儿伸开胳膊，能比画多远就比画多远，然后我往后一靠，双手交叉放在胸前。"而且，这个滚轮不会带我去某个地方。这不像是要去某个地方，完全没有目的地。只有无尽的、机械的旋转，带着我一起转，一圈一圈又一圈。毫无乐趣可言。我感觉不到一丝的乐趣。我只想让它停下来，我只想下来，我想逃出去。"我伸手去擦奔涌而出的眼泪。

"那让我帮你吧。"母亲把手伸过来,"为什么不让我再帮帮你呢?为什么不跟我说你需要什么?"

我摇摇头,再次咬紧嘴唇。我闭上眼,但眼泪还是止不住地流。

"希瑟,为什么?求求你让我帮你吧,让我们帮你吧。"

"不!"我哭着说,嗓子里发出一阵呜咽。

"为什么?我们都愿意帮你——"

"因为我太糟糕了,"我小声喊道,"我不配!"

我母亲看看我,看看梅尔,又看看我。她一个字都没说,然后低头看着自己放在大腿上的双手,她突然明白了,这才是梅尔想让她来的原因。她摇了摇头:"难道她真的相信这话?"她问梅尔,眼睛依然盯着自己的双手。

"这才是她最需要的,琳达。"梅尔答道。

"希瑟,你得知道,那不是真的——"

"不,那是真的。"我没等母亲说完,"我就是最糟糕的那个人。逃婚的那个人是我,因为写博客而被开除的那个人是我,离婚的那个人是我,总是抑郁的那个人是我,连自救都做不到的那个人也是我。"

"噢,希瑟……"我母亲眼里满是泪水。她跟我一样,也闭上眼，努力不让眼泪流下来。"这不是真的，我们都不是这样认为的。"她又开始摇头。

"希瑟，你得告诉她你为什么会这样认为。"梅尔说，"她得听一听。她得听你跟她说。"

我母亲突然抬起头，看着我。我点点头，开始说话，嗓子就像哑了一样："你还记得那次你给我打电话吗？就是我还住在市区公寓的时候，你跟我说要跟我一起吃午饭。你说要跟我聊一聊——"

"是在奇利斯西餐厅。我跟你说约在奇利斯西餐厅。"母亲说，声音里透露出一股悲凉。

"是的，奇利斯西餐厅。你跟我说在奇利斯西餐厅等你，我们点了一碗玉米片蘸莎莎酱，正吃着，你说你知道我在做什么，你说你不是傻瓜。"

跟母亲在奇利斯西餐厅碰面的几个星期前，22 岁的我搬去我第一任男朋友那里了。我俩是在杨百翰大学的最后一堂英语课上认识的，虽然他相貌平平，但我被他的大脑吸引了。他有过目不忘的能力，喜欢分析各种问题，还把借来的钱花在计算机装备、音响、自行车及其配件和电子游戏上。其实，他的助学贷款没有用来交学费，而是被他用来买了两个大音箱，好配他的音响设备。音响设备也是他用自己大学最后一学期的助学贷款买的。这样的人，我一眼就能看出来！哪怕是在足球场那么大的一群人中间，我也能一眼找出我会去招惹的那类人。我会把他们当成孩子一样去照顾。

我给我们俩在盐湖城市区找了一间公寓，绿色的砖瓦建筑的三楼，紧挨着一个希腊东正教教堂。我邀请他搬过来跟我同住。反正他也不会去上研究生课程了，所以这完全说得过去。跟他这样一个无所事事的"巨婴"同住，一个会用助学贷款买一辆永远不会骑的自行车的人，一个永远不可能读完研究生学位的人，一个会让我打两份工支付房租和生活日用花销，而他自己会连续20个小时打游戏的人同住，在我看来也是合情合理的一件事。不过，这也情有可原，我当时已经22岁了，却从未喝过一杯咖啡，因为这不符合我才脱离的宗教的教义。不准喝咖啡，不准喝茶，不准有性生活，不准舌吻，不准看限制级电影。有一件真人真事，我哥哥在加拿大蒙特利尔完成摩门教传教任务时，曾写家信，求我们不要再看限制级电影。那时候我16岁，哥哥就像我的英雄。他被派去传教的时候，我哭了几个星期，因为我有两年将看不见他——自作多情向来是我的专长，我看到那封信的时候，就暗自下定决心，这是向他的承诺，更是向我们的神和救世主基督耶稣的承诺，我发誓永远不再看限制级电影。这个承诺我坚守了4年。4年啊！直到我大学第三个男朋友（大学期间我一共交了4个男朋友）努力说服我看《低俗小说》这部电影。我记得自己深受打击，不禁怀疑，电影里放这些镜头难道不违法吗？那个导演有没有进监狱？

我母亲知道我跟男朋友同居了，而这是摩门教明文禁止的。如果我们搬进去同住，那么我们肯定做了出格的事儿：婚前性行为的罪恶程度仅次于谋杀。伸手去拿玉米片的时候，我心里有无尽的话想跟她说。首先，失去童贞的那夜极其乏味，毫无浪漫可言，性生活也没什么有意思的。其次，为什么她没有跟我说呢？为什么她从未跟我说过尿路感染的事儿？为什么她没跟我说有过性生活后要去小便？因为那天晚上尴尬的第一次之后我就感染了，虽然我还特意把所有的灯都打开，努力让他躺好，不要碰我。我对性的唯一认识就是第一次会疼。我知道会流血。确实会流血，还流了不少，但这都没什么。完事之后，我暗自庆幸终于结束了，不明白这到底有什么好享受的。两天后，我开始小便刺痛，我完全不知道是怎么回事。我觉得我可能要死了，室友听见我在卫生间尖叫，问我是不是尿路感染了（UTI）。

什么东西？尿路感染？跟 UFO 长得很像吗？

我没有买很好的医疗保险，所以我男朋友就在普罗沃那边给我找了家小诊所，好让我检测一下是否是尿路感染，然后开点儿药吃。平生第一次接受妇科检查，我多么希望陪我看医生的人是我母亲啊！我多么渴望她温柔的手掌轻抚我的后脑勺，轻抚我的头发。在奇利斯西餐厅吃饭的时候，我就想跟她说，但我闭嘴了。我没跟她说那个诡异的男医生，在把手伸进我身体之前，他跟我说："我们会把你治好的，这样你就可以精确地知道哪天来月经，哪天该把卫生巾垫在你的内裤里了！"

"把卫生巾垫在你的内裤里"，这是他的原话。直到今天，每当我来月经时，我耳边总会想起他那居高临下、令人生厌的声音，我会忍不住想自己多么孤单。我想起那个看出我眼里的恐惧，而像母亲一样照顾我的护士。在检查的时候，我疼得受不了，默默哭了起来，是她抓着我的手。她紧紧地握住我的手，让男医生温柔一点儿，然后跟我说，很快就结束了。我不记得她的名字，也不记得她的脸，但她那句"很快就结束了"是我一生中听到的最让人安心的话语。我希望在那间屋子里陪着我的人是我母亲。我想念我的母亲。

她知道我的心思。虽然没提婚前性行为的事儿，但她跟我说，她知道我跟男朋友同居了。我们一边吃玉米片，一边谈论着我住在哪里，我的公寓是什么样的这些琐事。我们还说到我的工作，我的车，我开车上下班，还有油钱的事儿。然后，她吃完一片玉米片，突然沉默了。

"希瑟，你得知道，我很爱你。但如果你的生活中没了基督，如果咱俩的关系中没了基督……那么我们的关系跟以前永远不可能一样了。"

如今，哪怕我青春期的女儿亲口说她恨我，都比不上当时我母亲的话让我感到受伤。在犹他州盐湖城南 400 号街奇利斯西餐厅，吃着一碗玉米片蘸莎莎酱，母亲对我说的是这辈子我听过的让我感到最绝望的话。

我最开始的记忆，就是母亲怀抱着我给我喂母乳，我望着她那美丽的脸庞出神。我们仨就我一个是吃母乳长大的。当时，我母亲觉得我父亲不爱她了，而她又渴望被爱——因为和父亲一生相守，努力维持他们神圣的婚姻，兑现他们彼此的诺言，是母亲的使命——所以，母亲想再生一个孩子。

那个孩子就是我。

爱母亲是我生命的意义，而我也确实很爱她。因为我不愿意吃其他东西，母亲就一直坚持母乳喂养到我两岁半。甚至周末的时候，她得故意离开家，才能强迫我吃点儿固体食物。我十分崇拜母亲，她走到哪儿我就跟到哪儿。只要我在她旁边，我就一定会抓着她。我最初所有的记忆都跟她的皮肤、她的气味、她的抚摸有关，还有我们之间沉默的交流，她俯身抱起我时轻轻扫过我脸颊的头发，我把脸靠在她下巴那里闻到的她脖子的气息，以及她在厨房做饭时我站在旁边紧紧扯着她的衣角的时刻。

我记得有一回跟着大人们一起观看哥哥的足球比赛——那是

20 世纪 70 年代末，我应该三四岁——一大群妈妈站在一起，闲聊着。我跟往常一样，只要是离开家来到外面，就会紧紧抓住母亲的腿，就像一个小猴子。我一直神游在外，等我回过神儿来，发现母亲正站在离我有几米远的地方。我意识到，我一直抓着的是另一个女人的腿。当我抬头去看那个陌生人的时候，所有人都大笑起来，那个人还安慰我说，没关系，她一点儿都不介意。但这就跟我第一次从麻醉中醒来，因为钢琴课的事情而惊慌不已的情形是一模一样的。我母亲太了解我了，她知道应该让所有人不要笑，她知道应该给我安慰，而不能笑话我的局促。所以，母亲快速冲到我跟前，一把把我抱起来，她的头发拂过我的脸颊，那香味让我立马安静下来。

整个童年，我跟母亲形影不离。但在我 10 岁的时候，我父母离婚了。他们离婚之前的两年里，我和母亲之间沉默的交流似乎又达到一个新高度，一个共担苦难的高度。虽然我没有特别明白离婚是什么意思，但我感觉末日即将来临。我父母总是无休无止、不知疲倦地争吵，母亲一改往常在当天晚上卸妆的习惯，开始在第二天早上卸妆。我总是陪在她身边，像吸附在岩石上的贝壳那样不离不弃。我总能觉察出她哭过。她的眼皮和眼袋肿得跟个什么似的，一眼就能看出来。每天早上我都会问她："妈妈，怎么啦？你为什么难过？"

她总是放下手里用来卸掉眼霜的纸巾,伸出手来抚摸我的后脑勺,然后说:"我没事,一切都很好。"我总想再求一求她,求她跟我说实话,但我担心这会让她更难过。所以,我就接受了她的解释,最起码相信了自己不是造成这一切的原因。但我能感受到她的痛苦,因为我们之间有着无比紧密的联系,这是自打我出生,又经过36个月的母乳时光缔结的。不知怎的,8岁的我竟然产生一个念头:如果我不是问题的根源,如果我能取得完美的分数,如果我能在每件事情上比其他人做得都好,那么我母亲肯定会高兴起来的,这会擦干她的眼泪。我下决心做一个最棒的孩子。

我从未跟母亲提起这些,这也不是她强加在我身上的负担。我就是纯粹地希望自己的计划能够实现。哪怕刚开始这并不管用——哪怕他们把我们三个叫到一起,让我们在那个方形的木餐桌前坐下,跟我们说他俩正式离婚了——我也一直坚信总有一天我的计划会实现,我从未有过怀疑。当然,最后是实现了。谁不喜欢有个从小学、初中到高中都一直得A的孩子,谁不为这样的孩子感到骄傲呢?谁不喜欢有个当排球队队长、优等生联合会主席,而且拿到心仪大学全额奖学金的女儿?当坐在高中生毕业典礼观众席,聆听自己女儿在几千人面前做演讲,她不仅是学校的优秀毕业生,而且取得了学校有史以来最高的平均成绩时,谁会不满心欢喜呢?取得这些成绩并不容易,也没有让我变成一个更有意思的人。

请你想象一下，一个会跟别人辩驳进化论的人——我们摩门教徒不信这套，一个会因为错了一道选择题就大发雷霆的人，这样的人是多么扫兴啊。就连书呆子都不想跟我有眼神接触。

如今回想起那段时光，我有时会刻意把它浪漫化。我想让自己相信，以前那么做是因为我有雄心抱负，是因为我在乎知识，在乎学问，是因为我想成为一个更有成就的人。当然，也有这些原因，但我更多是为了母亲。正因如此，当她吃着一碗玉米片蘸着莎莎酱跟我说，我们俩的关系永远不可能跟以前一样时，我的感觉就像她伸出手来把我掐死了。难道她不知道我为她做的所有这些？她怎么能不知道我的生命都是为她而活的？我把生命都献给了她。

我所有的奢求不过是她，而她却说："我不想要你。"

我们坐在梅尔的办公室，我一边揉搓着橙色毛毯的流苏，一边把这一切告诉了母亲。由于止不住的眼泪，还有压抑胸中20多年的疼痛和委屈，我说得前言不搭后语，简直一团糟。我跟她说，我觉得自己所有的努力都白费了，那些让人累断腰杆、绞尽脑汁的努力都白费了。我的整个生命都白费了。等我最终选择为自己而活的时候，她却抛弃了我。

我们三个都一言不发。然后，我母亲转向梅尔。

"我记得自己跟她说过那样的话，我记得。"她说，"我确实那样做了。那个时候也确实是那样想的。"她转头看向我的时候，声音有些抖："我不知道这么多年你一直记着这事儿，我太对不起你了。对不起。我现在不这样想了，我已经很长一段时间不这样想了。我知道于事无补，但我希望——"

"没关系。"我打断母亲的话。我不想让她解释任何事情，我自己已经觉得难堪得不行了。我知道，揭开我们内心所有的伤口，所有的疤痕，所有的扭曲，这本来就是心理治疗的意义所在。但是，母亲已经为我付出了那么多心血。她是我这个全职单身妈妈的顶梁柱，是她拿起电话，听我在电话里尖叫。她不欠我什么。真的不欠。她已经付出了自己的无数心血，不知疲倦地帮我照顾我的孩子，我没有权利再要求她什么。

"希瑟，"梅尔说，"让她说完。"

母亲点点头。

"我爱你，就跟你小时候一样爱你，可能比那时候更爱。我爱你的孩子，我爱你爱自己孩子的样子。希瑟，我爱你现在的样子，你教会了我什么是爱，如何去爱。是你让我明白我以前的想法是错的，让我明白我们的关系应该怎么维持。我没法否认对你的爱和敬佩，不仅仅因为你是我的女儿，更因为你作为一个女人的魅力。你是你自己。你是你自己，而我对你的爱已经无法再多了。"

说最后一句话的时候，母亲哽咽了，她极力让自己不失态。

我再次把脸埋进手掌，不让她们看见我的眼泪和无助。

"求你原谅我吧。"她说。当我听到这话的时候，已经泣不成声了，整个胸腔都在颤抖。

我知道，自己是多么幸运啊！我知道，很多人都没有我这么幸运，能跟自己的母亲保持这种关系，他们要么急切地希望也能拥有这样的关系，要么只是希望能跟母亲好好说话就够了。我知道，还有些人会照着那个赋予你生命的女人的样子，做出巫毒人偶，动不动就去戳它的眼睛，扔在脚底下使劲儿踩，然后丢到垃圾桶里。可千万不能让马洛知道这些。

我很幸运，我从不认为这是理所当然的。她是我们能够奢求的、世界上最宽厚善良慈爱的母亲，而她成了我的母亲。是我这个混蛋得到了她。

现在，我们俩多年的误会解开了，该做个计划了。梅尔拿出一支铅笔和一沓纸。我本想开个玩笑，说用手机程序更方便一条条列出来，也更好分享呢。但我母亲刚刚跟我道了个歉，一个我不知道自己需要听到的道歉，而我的整个心在听到这个道歉的那一刻，瞬间便痊愈了。这回我可以闭嘴了。

"一周两天，你得一周抽出两天给她。"梅尔一本正经地说。我几乎要从沙发上跌落下来。

"不要！"我大叫道，"你不能要求她这样做。不要两天。"

"为什么？就两天而已，希瑟。我们又不是跟你母亲要个肾，不过，就算真要，她也肯定会给你的。"

"因为你不了解我母亲的生活！"我母亲之所以从雅芳公司退休，为的是更多地照顾我姐姐家的 5 个孩子、我哥哥家的 5 个孩子、我的两个孩子，还有我继父那边的 4 个孙子女。这么多孩子，就像她要去爱 5 000 个人似的，而我母亲不是一般的那种会疼爱人的人。她是世界上最会疼爱人的人，只要不是在客厅跑步，她就一定是在帮忙照看孙子。我们兄妹几个经常会说一个笑话，其实算不上笑话，更多是一种抱怨，它是说我母亲跟她每个孙子 / 孙女的关系的。所有这些孩子，总会在 3 岁之前的某段时间，在晚上大哭着找奶奶 / 外婆，所有的孩子无一例外。他们不是哭着找妈妈、爸爸，甚至不是圣诞老人，而是要奶奶 / 外婆。唯一能"报复"她的，就是不管什么鬼时间，我们都会给她打电话说："这孩子找你。"只不过，我母亲不觉得这是报复，她倒是很享受。

"我可以给她两天的时间。"我母亲说。

"那太多——"

"我愿意给你两天！所以，洗衣服，洗碗……"

"你能帮她去超市买东西吗？"梅尔追问。

"当然能。我们还会帮孩子们洗澡，我们会过来把家务活都做了，辅导孩子们写作业，然后做晚饭，再哄孩子睡觉。我不明白自己怎么没有早一点儿想到这些。谢谢你，梅尔。"

梅尔迅速地在纸上记下什么东西。然后她在什么地方着重画了两条线，之后抬头得意地看着我笑。

"这也没什么难的吧？"她问道，"你在我这里花了多少钱了，让我跟你说怎么开口向她求助？这些钱都够买一条船了，希瑟。从今往后，你母亲会给你洗衣服了。"

这就是我们制订的计划——一周两天。梅尔还让我保证，如果我母亲主动提出多帮我，我不能反对。难道我不知道，有她做母亲是件多么幸运的事儿？我是说，有这么棒一位母亲，没人觉得我可以变得这么抑郁。但是，抑郁就是这样，它不会因为我有一位好母亲就有所动摇，就算好好洗个热水澡也无济于事。所以，为了所有苦苦挣扎着自己承担一切——那些艰难地支撑着，同时还要赶在最后期限前完成任务，要付账单，要保证去开家长会或者保证在某个训练的路上车不会没油了，哦，对了，还要操心后门需要装个密封条，厨房水龙头有些漏水——的父母，这些事等我们写完读书报告，完成科学展览项目，然后帮孩子度过青春期的生存危机之后，我们会去处理的。我们只有两只手，我们只有一个人，却要一天又一天重复所有这些事。为了所有那些没有像我一样有个好母亲的人，我答应了，我承诺我会接受母亲的帮助。

十一 / 交友软件

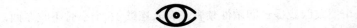

接下来每次治疗的时间似乎越来越晚，第四次治疗的时候，他们直到一个星期三的下午 2 点才给我打电话让我过去。这就意味着我又要 20 个小时不能吃东西，所以纯属偶然，我竟然开始了"间歇性禁食"。我从各种渠道听到过，也看到过人们如何夸赞这种节食方法，说它如何改变了他们的生活，所以我不想对这种流行的节食方法嗤之以鼻。不过，自从马拉松比赛结束之后，我怎么也减不掉训练时长的 10 磅肉，所以我迫切地需要试试什么办法。一个朋友跟我提过间歇性禁食：有人连续 16 个小时不吃东西，也有人一周有两天连续 24 小时禁食。据说这种节食方法有助于减轻体重，还能提高人的记忆力，延长人的寿命。我试了一下连续禁食 16 小时，坚持了一星期。我总是忍不住想吃东西。我就像个饿鬼，而且，如果你把吃的东西从一个总是忍不住想吃东西且想死的人跟前端走，那么这个人会变得更加疯狂地迷恋食物。

不过，在治疗开始的那 7 天里，我确实掉了两三磅肉。我翻出一条已经有一年半没穿的牛仔裤，还搭配了一件不是 T 恤的上衣，它就像专门熨过一样整洁。我早上提前一个小时起床洗澡，因为我心里明白，把孩子们送到学校之后，我还得赶去一个公益机构，跟我的团队赴每星期一次的约会呢。我甚至还化了淡妆。一想到要跟那些会在我身上做一些，嗯，比较亲密的动作的医生和护士相处，我就觉得自己应该稍微表示一下。就好比我想让他们知道我对他们的所作所为，对他们的不懈努力是多么心存感激。洗个澡，走过去的时候不留下一股难闻的体味，这似乎是个不错的开始。

下午 1 点，母亲和继父接我去电休克疗法中心——没错，提前了近一个小时——我当时正在卧室里戴一条项链和一对儿金手镯。母亲叫我，发现我站在卧室穿衣镜前，正在扣项链上的搭扣。她大吃一惊。

"怎么了？"我问道。

"希瑟，你看起来美极了。"她说。母亲把两只手放在胸前，好像要稳住自己不摔倒似的。

"噢，你可真好。你是我妈妈，所以你才这么说的吧。"

"不不不，我是说真的。你穿这套衣服真的漂亮极了。"我的这套衣服？明明只是一件直筒纯色牛仔裤，一件免熨烫的白色上衣，还有一双黑色系带靴子。不过，她说得没错，这确实是一套衣服，而我已经有几个星期、几个月没有穿过成套的外穿服装了吧？我一直都只穿瑜伽裤、运动内衣和 T 恤，甚至都忘记了什么鞋子该配什么衣服了。我脚上穿的要么是运动鞋，要么是一双拖鞋，因为这样我就不用老想着鞋的事儿了。一想到要穿什么鞋，我就觉得筋疲力尽，正因如此，我就不再穿需要费心思考的鞋了。但那天早上，我真的没有觉得有多么费心。我知道我得早点儿起床，我知道我得洗个澡——老天哪！我竟然洗了个澡，竟然还没有嫌弃地抓着自己肚子上的赘肉。

"妈妈，我刚才洗了个澡，我没有觉得讨厌。"我猛然意识到，"这是不是很奇怪？好像我很高兴自己洗了个澡。"她开始笑了。"要是这整个治疗不管用也没关系，至少我能干净 3 个星期。虽然治疗不花钱，但洗发水我得多买点儿。"

钻进车里的时候，我的肚子照常饿得咕噜噜直叫，但我不以为意。我是饿，这没错，但我没有像饿鬼那样。我没有想吃东西，也没想下一顿吃什么。过去的这几天，我把注意力转到了别的地方：这会管用吗？我还能不能好起来？我们是不是在浪费时间？我能不能不想死了呢？现在，我的脑子里都是这些，如果这都不管用，那该怎么办呢？我尽量努力不去想，要是不管用会发生什么情况，因为毫无疑问，我肯定会无家可归、孤独终老的。

　　我走在母亲和继父前头，先行一步走进电休克疗法中心的候诊室。我径直去找格雷格，找他填写调查问卷。这时，一名叫洛朗的员工从前台那边拐了过来。我永远猜不到她当天的头发会是什么颜色：有时是粉色的，但那天她的头发是紫色的。她还穿着一件黑白波点裙，搭配亚光的银色紧身裤。我总是无比佩服敢这样穿衣服的人，他们能忍受认识的或不认识的人对自己的穿着评头论足。

　　我还没走到前台桌子那里，她一把抓住我的右胳膊，拦下了我。

　　"你这身衣服真好看！"她说，不住地从头到脚打量我，"知道吗？我爱看你每次来都穿什么衣服。你穿得一次比一次好看。"

　　我几乎要晕过去了。我怎么都没料到我这一生竟然还能听到别人这么说，还是从一个能穿出最骇人搭配的人的口中说出来的。

　　"噢，天哪，"我结结巴巴地回应道，"这是我听过的最好听的话。我……嗯，谢谢你啊。"

　　"你穿的什么，我都记下来了呢！"她接着说。

　　"我也是！我是说，你看你腿上，你的紧身裤！"

　　"哦，你说这个旧东西呀？我每个颜色都有一条，看心情穿。今天早上我想穿银色的。"她拍拍我的胳膊，从我身边走过去，接着做她的行政工作去了。这时，我母亲凑过来，在我耳边小声说：

"她是最可爱的一个人儿了，对不对？"

这就是这里最令人称奇的地方，这儿的每个人都很好相处，不论是跟患者，还是跟陪护家属，他们都能让人感觉很舒服。你一点儿都不会觉得这是个治病的地方，完全没有"这是让人电击抽搐的地方"的那种沉重感。

后来的事情都跟往常一样。我填好"你有多抑郁"的调查问卷（依然特别特别抑郁）之后，在候诊室等了大约半小时，然后莫莉往我右胳膊上扎针，我跟她闲聊了几句关于蔓越莓汁的传言，以及它对尿路感染的神奇疗效。仍然没有性生活！想跟别人有肌肤之亲，那会是种什么感觉呢？自己赤裸的肌肤挨着别人赤裸的肌肤？谁会那样？太恶心了。别了别了，也别说"开个房间"这样的话了，还是自己待着好。

扎好针，我走回候诊室，朝母亲点点头，示意她这次扎针依然很糟糕。她拉着我的胳膊，让我坐在她身旁。

她看看我两个胳膊上的瘀青，摇了摇头："总得有个什么好办法，对吧？为什么要搞得这么痛苦呢？"

"我觉得这不是他们的错，"我说，心想着要帮莫莉说几句好话，"他们也不习惯这个针。要是这就是整个治疗最痛苦的部分，天哪，那我们可就赚翻了。"

没过几分钟，他们就叫我进去。我穿过走廊，走进房间，径直朝我的轮床走去。

"希瑟·B.阿姆斯特朗，1975年7月19日生。"护士还没问我，我就已经告诉她了。还没等我反应过来，我就醒了，半躺在轮床上，被人推进了恢复室。这次可真快啊！一眨眼的工夫，就像打个响指。我记得异丙酚的药瓶子，记得额头的电极片，记得很多线，但麻醉师是谁呢？嗯，想不起来了……天哪，我的眼睛！

"你们谁扎了我的眼睛？是你吗？"我朝一个护士大吼大叫，"你为什么扎我的眼睛？你为什么这样干？"我没认出他是谁。

"你眼睛疼吗？"那人问道，是一种职业化的温柔的声音。

"疼吗？！"我跟喝多了似的怼道，"我刚才不是问你有没有扎我眼睛吗？不疼的话，我能这样问？你为什么这样干？是你干的吗？"

我使劲儿眨了几次眼，慌乱地寻找母亲在哪里。我看到她在房间的另一边，正从小冰箱里帮我拿苹果汁呢。我又眨了几次眼，然后问道，"妈妈，你全程都在吗？你没有离开我，对不对？"

她迅速转过身，朝我这边走过来。"当然了，我当然没有离开你，我全程都在。事实上，他们还让我拍了几张你在深渊时的照片呢！"母亲兴致勃勃地说。

我没理睬她，起码当时没有理睬她，因为我的眼睛实在太疼了。"你有没有看到我的眼睛闭上了？我的眼睛是闭上的吧？"

"我可以肯定是闭上的。"母亲回答道,"我看着你失去知觉,看着你的双手垂到你身边的。"

"我的眼睛特别疼,就像……我不知道该怎样形容——"

"以后,我们可以让他们把你的眼睛合上,再用胶带固定一下。"那名护士主动这样说,虽然我刚才那样公然质问了他,他却一点儿没往心里去,"你失去知觉之后,有时候眼皮可能会睁开一点点。我们确保以后不会再发生同样的事情了。"

我还是感觉跟喝醉了酒似的,昏昏沉沉的,所以就在轮床上又躺下,闭上眼睛,脑子里开始闪现我的注意清单会是怎样的:对芬太尼过敏,不明原因的便秘,必须用胶带把眼皮固定。这个清单让我联想到我的诸多魅力清单,就像我的在线交友简介。话说回来,这是让我想死的另一个原因。

＊＊＊

在犹他州,交友的场景可谓自杀意念的美丽背景。

离婚后,我维持过两段异地恋情。两次恋情都让我明白,距离是难以逾越的障碍,因为有照顾孩子的需求,还有工作的需求。没错,要是你已经一两个月没见过人,那来次约会确实不错,但在这一两个月里,我只能靠自己的两只手,仍然要洗碗,仍然要叠 4 堆洗好的衣服，仍然要辅导孩子学习勾股定理，要为科学展览造一个机器人，要带孩子们去看牙医，要志愿参加烤饼义卖活动。与此同时，还要想法子赚够钱付房租、买吃的、加油等等。浪漫约会更像不着边际的度假，而不是真正的恋爱。后来，我又犯了一个严重的错误，竟然决定尝试跟一个住在离我家需要开车一整天的男人约会。这最终成了我一生中犯下的最严重的错误之一。

在进行波士顿马拉松比赛培训的时候，我在 Match.com 交友网站上注册了一个账号。谁知道我当时到底是怎么想的，可能是因为那比刷 Tinder（移动交友软件）交朋友看起来更成熟一点儿吧，我可不是那种随意勾搭人、跟人约会的人。我根本没有时间做这种无聊的事。我对那种约会完全不感兴趣，因为自从孩子父亲搬家走了之后，自从我获得了孩子们的主要监护权之后，我就从来没有中午休息过，也没有时间跟朋友一起喝杯咖啡。这一切就是从那个时候开始的。

我有一个 Tinder 账号，一个 Bumble（交友软件）账号，最后又在一个叫 Plenty of Fish 的交友软件上注册了一个账号。我之所以保留这个账号，是考虑如果有一天当我需要向别人证明犹他州女人约会的环境有多么恐怖时，我就可以拿这个当例子。或许，对男人们来说，约会的环境也一样恐怖。我是说，你们就看我吧！认识我吧？我是个疯子，我甚至同意让医生使我脑死亡 10 次！不光这些，还记得吗？我有时还会随意地跟别人在野餐凳子上乱搞，不过，我的简介里可什么都没提。我的简介是这样写的："你捕的鱼，你猎的鹿，都跟你说的话一样，对我来说毫无意义。"这是因为，就像见了鬼了，犹他州男人的交友简介上到处都是被杀死的动物的照片……犹他州的爷们儿，要是没有一张身穿一整套滑雪服、站在阿尔塔滑雪场山坡上的照片，就不要想写什么交友简介了，不然，一时半会儿可是什么都捞不着的。至于捞不着什么，我也不好说。

我登录我的 Plenty of Fish 账号，就在"这些人更有可能回你的信息，立马开始聊天吧！"这个标题下方，是一个骑着死驼鹿的男人。你没看错，他就是骑在上面的，骑在那个死驼鹿的身上。我点开他简介里的其他照片，天哪，你根本无法想象。里面还有他手里拿着死鱼的照片，不是一条，不是两条，也不是 3 条，而是 6 条死鱼！可真是"许多鱼"啊！

关于约会和谈恋爱这件事，我在孩子们跟前总是十分小心。有一回，是 2015 年的夏天，我们跟一大群朋友一起在南加州度假，利塔觉得我被一个刚认识的单身男士给吸引住了。她注意到那人碰了我的胳膊，于是接下来整整一个小时，我俩单独坐在一个可以俯瞰棕榈沙滩的双床房公寓里，我安慰她，向她保证不会爱上这个男人然后弃她而去。她害怕极了，怕我爱上某个不住在犹他州的人，然后就会搬走，弃她而去。她怕我会拍拍屁股走人，离开她和马洛。她到底是从哪儿产生的这个想法的，我们永远不得而知，但她的反应确实是发自内心的，甚至可以说是源自本能的。我一直都知道要小心翼翼地介绍我生命中的男人给我的孩子们认识——我跟那个男人一直谈了一年半才让他见我的孩子，但利塔的反应让我更加小心谨慎了。

不过，我在 Match.com 网站上注册好账号，开始浏览别人的简介时，还真的碰到一个要和利塔一起看的人，因为我知道我们肯定会一起开怀大笑的。在这个人的简介里，每一张图片他都是倒立的。站在一座著名的山头，他是倒立的；在某个湖心的桨板上，他是倒立的；在棒球比赛的人群中，他是倒立的，两只手还各拿着一个热狗；身在一个黑乎乎的洞穴里，他是倒立的，周围还全是人的骷髅。我猜，他肯定认为女人会觉得这很有意思，或者他认为我们会觉得他倒立的功夫很了得。但是，如果有人给我看他故意站在人骷髅中间，还摆着奇怪姿势的照片，那么我肯定是不会在他面前脱衣服的。

我的很多约会都是第一次就无疾而终了，数目多得我都数不过来，只有很少的几回有过第二次约会。有一次，我明明对一个男人丝毫不感兴趣，可还是答应跟他第二次约会。因为这个人可是有个不错的工作的。一个有稳定工作的男人！要是能跟一个会付钱的人约会，那是什么样啊？他是一名儿科心理医生，我知道他肯定买得起东西。第二次约会的时候，我离家前先把一切都安排妥当——先跟两个孩子一起完成作业，看她们练完钢琴，请个临时保姆，确保保姆知道马洛睡前的习惯，确保给两个孩子准备好一顿饭，完成工作上的所有杂事，把狗喂好也遛好，然后鼓起勇气洗个澡，花点儿时间弄弄头发，化化妆——但当我跟那个儿科心理医生吃着热气腾腾的印度菜时，他却说我是在拿孩子们当借口，好让男人觉得我高不可攀。

我知道，这听起来很像是抱怨，没错，我就是在抱怨。我每天每天，一整天都要照看孩子，周而复始，为了能出门约会，我就是得安排妥当才行，这是事实。但和我约会的每个男人，他们要么没有孩子，要么就是跟前任共同抚养孩子。他洗个澡，直接出门就可以了，就这么简单。这么明显的不平等简直亮瞎人的双眼，我忍不住心里愤愤不平的恨意。跟那个儿科心理医生的第二次约会后来也不得不改期，因为马洛几个小时之前生病了，那个医生显然觉得这是我故意编出来的，是为了玩弄他。没错，因为被逼到墙角产生的创伤后应激障碍，我本是最怕引起冲突的，总是像躲瘟疫一样避免跟别人发生冲突，不管什么我都能忍，但那个时候，我卸下防备，放下刀叉，靠近他跟他说："混蛋，我可是为你洗了个澡。"然后我站起来，走了。你能想象吗？我竟然转身就走，撇下一碗干薯仔花椰菜，一盘香汁莲子豆，还有两个硕大的咖喱角。

我约会的很多男人都会大谈特谈他们无忧无虑的生活，或者没完没了地抱怨他们的前任。从来没有一个男人主动提出付饭钱或饮料钱，一个都没有。每喝一杯兑水的鸡尾酒或豆奶拿铁咖啡，我的憎恨就增加一分，我真的觉得自己注定要孤独终老了。虽然每周约会的人各不相同，但这种无聊透顶的约会一遍遍上演——从未有一个人给过我哪怕一丝丝的浪漫，这让我感到无比孤独。

这样，当有人真的跟我调情，哪怕是最微不足道的调情——第一次约会前，他问我是做什么工作的，还跟我说他在当地一所大学教皮划艇，无比绝望的我认为他这就是在跟我调情——我都会武断地觉得会跟人家再次约会。我们确实又约了。我们后来约了第三次、第四次、第五次，因为他这个人十分吸引人，比罗杰斯好多了，所以我就忽略了我俩政见不同的事实；我忽略了他不参加总统竞选投票的事实；我忽略了我吃素食，而他总是要猎杀鹿的事实；我忽略了他无比详细地介绍他囤在地下室的 15 支不同的枪的事实；我还忽略了他从来不想和我亲近的事实。我硬把自己塞进那段感情里，压抑自己的内心，仅仅因为他曾问我是做什么工作的。他有自己的生意，他很爱他的儿子，但我们约会已经 6 星期了，他从未主动和我身体接触，所以我也竭力忍住不去伸手触碰他。但我觉得，我是可以维持这段感情的。我让自己相信，我可以这样生活。因为，还有哪个男人愿意跟我调情呢？这样必须可行，如果这都不可行，那么我注定要孤独终老了。这又是一个你应该了解的抑郁症患者的特点：我们感觉孤独，我们害怕这种孤独是我们的宿命。我们鄙视这种孤独——我们肯定不想感觉孤独，这也不是我们自己选择要这样的——但我们却绝望地感到孤独，它那么庞大，似乎要吞噬一切。我们觉得，我们注定会孤独终老。

圣诞节假期——这是我最害怕的一个星期，因为孩子们会在她们的父亲那里，我不能跟她们一起过节——一天晚上，我们在一家墨西哥餐馆吃完饭，回到我空荡荡的家里。他扑通一声坐在我家沙发上，脚翘在咖啡桌上，双手放在脑后，一副惬意的样子。我突然意识到，噢，天哪，我们永远都不会亲密起来的。他对我一点儿都不感兴趣。我怎么可能这样过下去？难道我真的想跟一个对我不感兴趣的人维持一段关系？我能这样过下去？我努力强撑着，一想到孩子们住在远在 2 200 英里之外的地方，圣诞节早上醒来的时候，我却不在她们身边，天哪，那种无比的痛让我难以承受。我坐在沙发的另一端，用手抱住头。我再也忍不住那种痛了，眼泪止不住地往外流。他立马把脚从桌子上拿下来，手放在大腿上，直挺挺地坐着。他什么都没说，只是摇了摇头，这让我哭得更厉害了。

最后，他打破沉默。"你有什么话要跟我说吗？"他问道。

我耸耸肩，动作轻微得很难被察觉。"我也不知道，"我含混不清地说，然后，我想都没想，没来由地说了句，"或许你应该走。"这不是我想说的话，它似乎不受控制地从我嘴里冒了出来。

他站起来，往我这边走过来，在离我还有一英尺的地方，站住了。"你真是这样想的？"他问。

那时候我根本说不出话来：疼痛、疑惑和对孤独的恐惧充斥着我的内心。我感觉就像有人拿着一把钳子，捏碎了我的心肺。

他从我身旁走过去，拿走了沙发靠背上的外套，径直往前门走去。我听见他走在通往门厅的西班牙地砖上的脚步声，立马冲过去，在他刚走到门口的时候抓住他的胳膊。

"求你别走，"我哭喊道，"求你了，我不想让你走。"我竟然在求一个并不了解我的男人，一个不了解真正的我的男人，一个永远不可能理解我的乞求有多么沉重，不可能理解为何我的内心、我的身体、我的大脑这般矛盾的人。"求你了。"我再次乞求道。

他摇摇头，轻轻地推开我的手，一句话没说就走出了门。他把门关上的一瞬间，我立马瘫倒在地板上。我两只手抱住头，跪在地上，身体不住地摇来摇去，然后，我开始哀号，凄厉地、无比疼痛地哀号。从我的身体里爆发出来的，还有穿插的厉声尖叫。

"我不想再有这种感觉了！"我吼道。我再一次孤独一人了，以后永远都是孤独一人了。"让它停下来，求求你，让它停下来，求求你，让它停下来！"我一遍又一遍地哀求着。我感到诡异的黑暗笼罩下来，一种冰冷的、充满危险的黑暗缠绕在我的周围，仿佛要伸出手来掐断我的喉咙。我害怕极了。我害怕那种黑暗，害怕我大脑中如雷般回响的声音。不知怎的，我爬过门厅那些冰冷的西班牙地砖，爬到厨房台面上的电话那里，我拨通了母亲的电话。电话接通时，一声号叫从我喉咙里冲出来。

"希瑟，你在哪儿？"她问我，声音里的恐惧像极了吞掉我的那种恐惧。

"求你让它停下来！"我哀号着。

"让什么停下来？让什么停下来，希瑟？"

"我不想再有这种感觉了！"

"怎么了？"她乞求道，"跟我说发生了什么？"

"发生了什么不重要，我以后永远都是这种感觉了，我只想死。"

"希瑟——"

"要是我死了，我就不会再有这种感觉了！"

"我们这就上车，我们这就去找——"

"求你让它停下来！"

"别挂电话，希瑟。你听我说。听，我，说。别挂电话——"

"我永远不能摆脱这种感觉，妈妈，求你让它停下来。"

"你要一直跟我说话，一直到我到你家门口，然后你让我进来，好吗？你明白我的话吗？"她的声音里没有威胁，也没有指责，她听起来就像一个布置作战计划的指挥官，"跟我说话，你在房间的哪个位置？"

"我在厨房，在地板上。"

"厨房的哪个位置？"

"我在靠近柜子的地方。"

就这样，母亲跟我聊了整整 40 分钟，直到她从她家开车到我家，然后我听到有人敲门，电话里也传来同样的声音。我走到门厅那打开门的时候，我们俩都还耳朵贴着电话。我挂掉电话，两手一垂，就那样瘫倒在母亲怀里，就像一个想妈妈的两岁孩子。

"求你让它停下来。"我咕哝着最后一次说道。继父走进来，从我们身边走过去，上楼到我的卧室里去。

"罗布会帮你把被子展开铺好，我带你过去，一直陪你睡着，可以吗？"

"你知道我从不叠被子的，妈，根本不用再铺开。"不知怎的，在那么疼痛的时刻，母亲温暖的怀抱竟然给了我力气，让我在人生中最恐怖的时刻还能说上几句轻松的话。

"别跟我争论，孩子。"她回道，"我们把衣服都带来了，晚上就睡你家客房了，可以吧？"我点点头，她拉着我的手，带我上床睡觉。我因为约会还真的好好打扮了一番，所以就自己到卫生间，脱掉了裤子和衬衫，抓了个浴袍。等我走回卧室的时候，她正坐在床尾。我那巨大的豪华双人床，每晚都是我一人独宿。她拍拍身旁的床垫，示意我乖乖地过去，好好地睡一觉。母亲做得没错：我确实需要把这黑暗睡过去。

我走过去，坐在床上，拿过来一大包药。我每样都吞下去一粒，然后钻到被窝里。母亲帮我把羽绒被盖好，又仔细地把被子掖好。

"明天我们给你的精神科医生打电话——"

"妈妈，不行。你知道，我们不能打。"

"你别跟我争。我会给你拨好号，然后站在旁边，看着你预约医生。你不约，我就替你约。这件事我们一起做。我们一起让它停下来。"

"但如果——"

"没有如果。我们明天就给医生打电话。现在好好睡吧。"她伸出手，轻抚我额前和垂到肩膀的头发，就像利塔焦虑不安的时候，我也会轻抚她的头发一样。我总是希望自己能成为跟我母亲一样的妈妈。

吃的药很快就见效了——药效总是那么快——这也是我不想跟

精神科医生打电话的另一个原因。我的药还能让我入睡。我不想改变这一点。

第二天早上，我在焦虑中停留的时间比往常久了点儿。孩子们跟父亲在一起，我早上可以不用忙。等我终于穿着肮脏的 T 恤和瑜伽裤下楼的时候，母亲已经站在厨房里等着了，手里还拿着电话。她举手示意我的时候，我开始反抗。

"医生的办公室还没开门呢。还不到 8 点呢。"我说。

"你可以留言，跟他们说给你打回来。"

我掏出我的苹果手机，查到医生办公室的电话号码，然后接过母亲手中的电话。

我缓慢地拨通了布什内尔医生办公室的电话。我不知道为什么手指那么沉重。我之所以故意不给医生打电话，是因为我觉得，我如果那样做，乔恩就会发现。向布什内尔医生求助——显然我很需要他的帮助——就意味着乔恩知道我又抑郁了。一想到他可能会利用这个来对付我，我就心生恐惧。

拨完最后一位号码，我把电话拿到耳边，听见电话立马转到了留言信箱。一瞬间，我的整个身体都放松下来。

"嗨，斯泰西。我是希瑟·阿姆斯特朗。我知道我有一段时间没见布什内尔医生了，但我需要再开点儿安定片，他们说需要先给你们打电话。麻烦你待会儿给我回个电话，我不胜感激。"

　　我没有撒谎。我说的都是实话。我的安定片还有 3 天的量——这个药对治疗我的失眠症非常重要——药店说他们给我的医生打电话让他再给我开一点儿的时候，他们说医生严肃地要求我必须亲自给他打电话。现在我们知道原因了，但在当时，我满脑子都是："难道就没人明白吗？我本来已经够忙了，还要抽时间看医生，简直太过分了。"

　　不到一小时，斯泰西就打回来了，跟我说布什内尔医生出门了，得到 1 月底才能回来，所以我们就把这次事关我命运的预约安排在了一个星期二，那天恰巧是利塔的生日。斯泰西很好心地给药店打电话，让他们给我开够一个月的药量，最后她说："医生真的非常非常想见你。"

　　他后来的确见了我。感谢上天，他见了我。

十二 / 亲爱的家人朋友

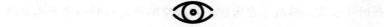

我第四次从"死亡"状态中醒来，因为眼睛干的问题斥责了那名无辜的护士，然后又跟他们争论了十几分钟为什么今年是1979年，之后父母便开车送我回家了。中途，我们在离家两个街区的亚洲超市停了一下，买了一些通便茶。我依然没有上厕所。除了眼睛干涩，我开始胃痉挛了。我外祖母热纳瓦·布恩——我们都叫她布恩婆婆——跟我母亲和继父一起生活了10年，一直到她去世。这10年间，她每天晚上都会喝通便茶，一次不落。她在经济大萧条时期长大，养成了在床底下收藏空的黄油和酸奶盒子的习惯。她还会把保鲜袋洗干净，反复用上十多次。我知道这是经历那段艰苦岁月的人都有的通病，但我一直没有想到的是，由于很少或者完全吃不上有营养的食物，很多人可能会承受严重便秘的痛苦。

　　由于治疗的时间晚，我们一直到下午5点才回到家，但我母亲说这个时间刚刚好。这样，我就能跟婆婆一样，吃饭的时候也喝点儿茶，然后到第二天一切就恢复正常了。母亲对此非常确信——一切都会恢复正常。在给我烧水煮茶的时候，母亲转过头来跟我说："再泡个把小时吧，虽然包装上写的是两分钟就够了，但是包装又什么都不懂。我先洗衣服去了。"

就像梅尔要求的那样，母亲和继父每周会抽出两天来帮我。孩子们正跟临时保姆一起写作业，所以我有 15 分钟可以回房自己待着。在那一刻，我什么都不想，只想自己待着。可能是因为胃里空空如也，那种似饿非饿的感觉使我只想蜷缩在床上，把头埋在枕头底下，哪怕只有 15 分钟也好。我什么东西都不想吃。我只想自己一个人待着，待在我那黑漆漆却令人心安的卧室里。

在我躲在这个洞里的 18 个月里，我从未有过伤害自己的行为。我从未尝试过了结自己的生命。好了，我终于大声说出来了。了结自己的生命。自杀。我从未想过如果痛苦得无法忍受，我该用哪种方式自杀。之前抑郁的时候，我想过自杀的方式，想过自己会用到的工具。尽管这 18 个月是我一生中最痛苦的一段时间，但我清楚地知道，我的孩子们需要我。尽管"她们没了我会过得更好"的想法在我脑子里挥之不去，但我知道孩子们需要我。我对她们负有的责任，尤其是我们这个"三口之家"彼此形成的那种亲密关系在我的头脑中形成了一种屏障，它让我不去想什么药丸、剪刀或者在网上搜索如何在犹他州买枪等等。我很清楚这道屏障的存在。我知道自己永远不会结束自己的生命，虽然我无比想死。看看，我还是个笑柄。也正因为我知道这个，所以我从未想过要写个字条，一张写着下面的话的字条："亲人们好，你的母亲／女儿／妹妹死了，但好在有张纸条可以缅怀一下她！这上面写了些东西。你们抢她衣服的时候，下手可别太狠。"

我躺在床上，把头埋在枕头下的时候，脑子里闪过这个字条的想法。我从未看过自杀的人留下的字条，可能是因为我不想因为看了那些结束自己生命的人写的东西，就开始反思自己。我不是想评判什么——我怎么会评判别人呢？我了解那种痛苦，我明白那种痛苦。过去的 18 个月的每一天，每一个小时，甚至每一秒，我都与那种痛苦为伴。正因如此，我无法也永远不会责备那些结束自己生命的人，不会说他们自私。但这是个悲剧吗？当然是悲剧。一些人的大脑居然能让人相信如果没有他们的灵魂，这个世界会变得更好、更光明，这是多么可悲的事情。这是一种自杀意念的谎言：我们漂亮的身躯和思想，我们馈赠给这个世界的礼物，给这个世界带来的反而是伤害。我们怎么能蠢到这种地步，竟然觉得自己有资格占用这个世界的空间？

在结束我自己的生命，把自己的生命从我至爱的人身边抹去之前，我觉得我可能无法写完我想说的话。没有经历过那种痛苦的人无法理解我为何离去，所以我又为什么要费力解释呢？写字条的时候，你是继续描述你有多么抑郁，还是什么都不提，只说你有多么感激？但是，感激反而意味着你知道你的生命有价值，那么你又为什么这样做呢？如果你对孩子们有那么多爱，那么你为何要离去？这一切都说不通。写字条就是一件说不通的事情。能说得通的字条应该是这样的："我是个彻头彻尾的大混蛋，我就想让你们痛苦。"这是人们能够理解的一个理由。如果在字条上承认自己自私，大家就都能理解了。说什么我深爱我的孩子，所以我无法忽略"她们没了我会过得更好"这个事实？除了我，没人能懂。

　　自从孩子们出生，我就一直在写关于她俩的故事——她们牙牙学语的时刻，她们蹒跚学步的时刻，还有我做母亲的光辉和狼狈。我常常会想，如果我出了什么事，我的孩子还可以看看我写的这些关于她们的故事，这些为她们而写的故事，这些我不在的时候她们可以品味的故事。这样，她们从我自她们生命之初就开始书写的文字中，就能明白我有多爱她们。不过，如果我真出了什么事，难道她们不想有个说再见的机会？要是她们从我的文字中感受到我对她们的爱，那么这种不告而别的伤痛是不是会沉重得挥之不去？人们写自杀字条是不是这个原因？即便没人能理解，但至少是说了声再见？但这就好像在说，我能为你做的仅此而已。这也说不通吧？

不过，当有人结束了自己的生命，又没有留下什么话时，我们就会大声尖叫："为什么，为什么，为什么？为什么他们要这么做？"难道他们就不能发点儿好心，至少有个告别的形式！好像一张字条就能让别人懂得已逝之人似的。

告别这件事是我没有做出伤害自己的行为的另一个原因。在走之前，我想多花些时间讲述过去的故事，重温过去的记忆，而继续活下去意味着我永远困在了告别里。我刚刚让自己屈服于现状，接受自己永远不会变好、永远记不起来想活下去是什么感觉的事实。我永远不会坐下来，然后写道："亲爱的家人们，我知道你们无法理解，我也不奢望你们理解。但我知道没有我，你们的生活会更轻松。我不再是你们的负担了。"

一想到"负担"这个词，我忍不住哭了，因为我的的确确成了大家的负担。我是那个一直不停地搞砸事情的蠢货。但我得克制住自己不去多想。我得从枕头下面爬出来，我得让临时保姆下班回家。我从地下室的房间里走出来，上楼来到厨房，明亮的灯光刺痛了我干涩的眼睛。

"你没事吧，妈妈？"马洛明显担心地问。她正坐在厨房台面旁边，拿着 iPad（苹果平板电脑）在玩《我的世界》的游戏。我已经近 20 个小时没吃东西了，刚刚又在脑子里编了一个我永远不会真的写出来的自杀字条。我的脑子有时就是会这样。我再也不会变好了，所以有时候我得尝试着整理并表达出那种感觉，这样我才能想法子第二天继续起床，继续应对这一切，应对那"所有必须做的事情"。

"我没事。"我说谎了，然后，我望向琳赛，"谢谢你今天的帮忙。还有每一天的帮忙。要是没有你，我就没办法了。"

"你感觉好些了吗？"她问道，话语里满是真诚的关切。

"这个……"我迟疑了一会儿，"好不好的，都是相对而言的，对吧？这么说吧，我还没有放弃。"她点点头，拿起包，跟马洛和我继父说了声再见。继父在沙发上坐着，在等母亲洗好衣服。

我还没有放弃。还没有。18 个月以来，我把我唯一感受到的希望寄托在我不相信的东西上，那就是：奇迹。

十三 / 完美契合

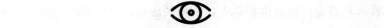

2017 年 3 月 17 日，星期日，圣·帕特里克节。电休克疗法中心前一天打电话通知我，下一次治疗安排在第二天下午 1 点。要不是马洛一个劲儿地跟我和利塔说，今天她右手腕绑了两根绿色的头绳，所以没有谁可以惹她，我根本不会记得那天是圣·帕特里克节。

　　那天早上，我们还在马洛的衣橱里找到一件带绿色花朵的衬衫，所以上学的路上，她不停地说她身上有哪些绿色的物件：要是有谁招惹她，她就能把那人拽到校长跟前，就跟律师一样，自证清白。我尽量听她讲这些，但胃疼得实在无法集中注意力，胃里似乎有什么东西绞在一起了，往各个方向拉扯，疼得让人受不了。我已经喝了两个晚上的通便茶，喝之前已经让它浸泡了一个小时。然而，依然什么都没发生。一点儿动静都没有。第二天下午我给母亲打电话，跟她说什么都没发生，我算成功做到了无人能做到的一件事：我让母亲哑口无言了。足足有 10 秒，母亲一声不吭，我差点儿挂掉电话，给她叫救护车以防她晕过去了。

"没谁能打败通便茶啊？"母亲将信将疑地说，"可能还得再等上一段时间。"

"我没想打败通便茶，妈妈，我只是希望它能管用。我喝完已经 18 个小时了，它应该起作用了，对吧？"

"没错，其实早上起床的时候就该起作用了。明天我们再把这事儿跟医生说说。"

"噢，老天爷，不要！我们不要在米基医生面前提这件事了，不——"

"希瑟，这是一件很严重的事。已经多少天了？"

"10 天。"已经 10 天了，谁能坚持 10 天呢？我。我能坚持 10 天不大便，就我能。就在我刚刚明白过来，成熟懂道理的人会觉得谈论大便是一件令人局促不安的事儿的时候，我却必须跟人一起谈论我的大便。

"他们做研究需要知道这个——"

"我才不想让我的大便成为他们研究的对象！"

我们聊完之后，我有种不祥的预感。圣·帕特里克节那天的下午 1 点，我们走进了电休克疗法中心。当我拿着调查问卷的写字板，准备填写"你今天感觉有多糟糕？"的问卷时，母亲倾着身子倚在柜台上，小声跟格雷格说："今天，我们可真的要跟医生说说希瑟的肠运动了。"——似乎根据某种监管要求，格雷格必须提供关于我大便的什么信息似的。还有，"肠运动"这个比喻可真是够差劲儿的，这个大家都承认的，对吧？

这就是我的第五次治疗。不过，也还凑合吧。我在问卷上的回答，跟十多天前他们往我胳膊里扎那个超大号针头的时候几乎一模一样。填完调查问卷，我重重地在母亲旁边的座位上坐下，头靠在母亲的肩膀上。她在跟我说某个外甥或者外甥女的故事，我记不清到底是哪一个了——你不能指望一个出身摩门教家庭的人去记住他们有多少个外甥、外甥女——而我已经累得不行了，懒得把她口里说出的话整理成让人能听懂的语言。15分钟之后，他们叫我过去准备扎针。看到是莫莉的时候，我开心得不得了。

"噢，谢天谢地，这次是你。"我在一堆扎针用的东西的旁边坐下来。莫莉已经为我做好了准备，所以所有的东西都已经排列好了。

"哦，是吗？嗯，看到你我也很高兴！"

"不、不，我不是随便说说的。我不是说其他人做得不好。只不过……怎么说呢？来到这里……做这个治疗……某些事情会让人觉得心安，而你就是其中的一部分。另外，为了不浪费你的时间，我提前跟你说一下，依然没有性生活。他们真该正式宣布我又变成个处女了。"

莫莉开怀大笑："我完全理解。我也得说声抱歉，我们依然在努力适应这个针头。"核对完我服用的药物之后，她在我左上臂那里绑了根止血带，让我把胳膊伸直，搭在椅子边上。她第一次上手就直接把针扎好了，这是第一次，也是唯一的一次。

"看吧！"我说。我低头去看耷拉在我胳膊上的针头时，我发现自己满是瘀青，伤痕累累。距离针眼周围三四英寸的地方，遍布大大小小棕色和黄色的瘀青，就像被人用锤子砸过似的。莫莉见我在看这些惨不忍睹的伤痕，又跟我道歉。

"真的，我们平时工作做得真没这么差劲儿。"她说，"可是，这种针头很特别，比平时常用的针难扎多了。"

"我没事的。"我说，"其实，我觉得这些瘀青反倒是这次经历的某种象征性的东西。的确，这次治疗没有什么外在表现。我知道这是很正常的，但看着这些伤痕，我能意识到自己在积极地做一些事情，在应对过去 18 个月的抑郁，而不只是朝着电话另一端的母亲尖声号叫着某些不堪入耳的话。"

她点点头。我突然发现自己说得有点儿多了。"不好意思，"我说，"我知道你不是我的医生。我刚才坐在这里才刚刚想到这些。"

"不用道歉，"她说，"我们来就是为了帮助你的，有时候这种帮助会通过各种形态和形式表现出来。"

"谢谢你。"我说。这是我的心里话。就像老话说的,养个孩子要靠整个村子,对吧?而我有整个村子的人帮我。我还觉得自己拥有另外一个村子的人在帮助我好起来,我之所以开始想要好起来,不只是为了我自己或我的孩子,也是为了这些人——所有的医生、护士和助理。我想让他们觉得他们很擅长做自己的工作,因为他们确实很擅长。他们对我多好呀。

莫莉在针头那里缠上了纸带,我回到候诊室,却发现米基医生就坐在我母亲旁边,两人聊得很专注。噢,天哪。我敢肯定她俩在说那件事。我猜得没错。等我坐在继父旁边的时候,我听见母亲说:"10 天。这不常见,对吧?"

我敢打赌,要是那两个人不是在谈论我的大便,我就愿意去死。

米基医生点点头,又挠挠头,停顿了一会儿没说话。"你也知道,有些药经常会有副作用,却缺乏相关的文献记载。我们肯定会对所有可能性进行研究。"他说。然后,他看看我,笑了笑,似乎对我说任何话都是一种过分,而他想给我留点儿尊严。他站起来,整理一下白大褂,然后跟我们说再等几分钟:他们已经在为我做准备了。等他转身离开的时候,我记得自己低头看着椅子的木把手,看它金黄色的线条。我记得自己想要记住一排排椅子的排列顺序,有一排靠着房间的另一端,另一排跟它垂直放着,在一个大窗户下面。

房间的中间有两排椅子，一排对着窗户，窗户朝向通往大楼入口的走廊，另一排对着挂号台。我研究了椅背和座位用的材料，两眼随着图案上的线条一点点看过去。然后，我抬头看天花板上的荧光灯，在它们的映照下，房间里有些地方亮一些，有些地方暗一些。我想记住这一切，因为我知道，能够坐在这个房间，等着去走廊对面，让麻醉师操控我的大脑，这样的经历不是谁都有的。我才是这项研究的第三位患者。布什内尔医生透过眼镜上方的空隙看着我，没有透露任何人的隐私，郑重其事地跟我说："你前面已经有两个人了。至于你呢，我可以肯定这就是你要找的答案。"

就在这时，一名研究助手走进来说："你准备好了吗？"然后，她示意我们跟她过去。我们仨从木椅子上起身，沿着房间的南侧走过另一扇窗，这扇窗正对着抽血医生跟那个 22 号针头较劲儿的那个房间。我们穿过走廊，来到治疗室。我的轮床已经在等我了。确认好我的名字和出生日期之后，我就爬上那个带轮子的小床。我看到母亲又跟米基医生拥抱问好。很快，我额头上的电极片开始让我痒了。拉森医生正坐在一张带滑轮的椅子上，米基医生问他："你觉得昂丹司琼会引起便秘吗？我刚才查了一下，感觉很有可能。"拉森医生的表情好像在说，尽管米基医生问的算不上完全丧失理智的问题，但确实出乎他的意料。

"你从麻醉中醒来的时候是什么感觉?"拉森医生问我。过了好一会儿,我才反应过来现在我也得跟着讨论我的肠道运动这个极其私密的话题了。

"啊,你在问我?"我慌忙回答。我快速地扫过房间,我注意到不止一个人在努力忍住不笑话我。"哦,嗯……我是说……除了有一点儿困吗?我是说,真的就只有这一点。我知道我从来没有答对过年份,还说了很多蠢话,但真的就只有这一点副作用,真的,我就感觉有一点儿累。"

"大多数人从麻醉中醒来的时候,都会说一些奇怪的话,所以你不用多想。你有没有过恶心的反应?有没有感觉想呕吐?"

"没有,那个倒从来没有过。"我答道。拉森医生问我可不可以这次不吃昂丹司琼了,看看会不会有什么不一样。我耸耸肩,示意他们这未尝不可。然后,我又跟他们道歉,麻烦他们又得调整给我用的药了。他们肯定没料到我是这样的吧!一丁点儿剂量的芬太尼就会让我产生幻觉,这样的事情在所有人中只有4%的概率。现在,我又因为一点点止吐药便秘了。

没多久,拉森医生便给我看异丙酚和利多卡因的瓶子了——这是他一贯的象征性动作,意思是说:"我们要开始给你治疗了,记得吗?"我紧紧地抓住盖在身上的毯子,寻找到了屋子另一边的母亲那凝视的目光。

"我昏迷的时候，要是她跟你絮叨个不停，那么我跟你道歉。"我这么跟医生说，眼睛还盯着母亲。她慢慢地抬起手，打个响指，示意我闭嘴。没错，我母亲这个虔诚的摩门教徒经常冲我打响指，还有一回她竟然跟我说，既然我那么喜欢性生活，为什么不直接找个马夫，旁边再站个牛郎！听到我的摩门教徒母亲说出"牛郎"这个词，我才意识到，或许我跟她说的真是有点儿太多了。

"米基医生，"正当拉森医生把利多卡因准备就位的时候，我说，"我母亲在冲我打响指呢。你看，这可是你自找的。"

他立马大笑起来，脸红彤彤的："我喜欢你母亲讲的故事，她爱讲多久就可以讲多久。"

我在轮床上躺好，听到拉森医生说他准备注射异丙酚了。奇怪的是，这次注射的时候有点儿灼烧的感觉。以前从来没有过灼烧的感觉，不过，我不在乎。我感觉似乎有一条火线沿着我的胳膊钻进我的肩膀。不怎么疼，就是有一点儿奇怪的温热，我觉得这种灼热可以帮助我战胜异丙酚。我正想说一说这个事情呢，我张开嘴，然后……就什么都没了。

我睁开眼的时候，他们正把我推到恢复室里。我能感觉到左眼那里有一点点黏糊糊的东西，那是他们用胶布把我眼睛粘上留下来的。他们对我可真好，他们所有人——会记得那些让我感觉不舒服或者很难受的事情，照料我的时候变着法儿地让我感觉舒服些。这次醒来的时候，我没说什么胡话——这让我不禁疑惑，他们会不会有点儿失望呢？因为这样他们就没法回家跟家人朋友说我从麻醉中醒来时说的疯言疯语了。

我几乎记不清那个护士的脸，不确定是不是以前见过他。当他问我今年是哪一年的时候，我回道："1979 年。"

房间里所有人再度沉默了，除了我的继父，他控制不住大笑起来。的确，客观来说这是很好笑的。为什么总是说那一年？为什么不说 1993 年，我高中毕业的那年？为什么不说 1997 年，我大学毕业的那年？为什么不说实际的这一年？

护士问道："要不要再考虑一下你的答案？"

各位听好了，我爱我的孩子，我努力为人类和动物的权利而奋斗，我还总是为陌生人开门，所以从整体上说，我是一个好人。但当那个护士那样问我的时候，他惹恼了醉醺醺的我。"你要不要重新考虑一下你的尊容？"我回道。

我承认，这不是什么光彩的事情。没过几秒，我意识到今年是 2017 年。我感觉糟糕透顶了。我一遍又一遍地跟他道歉，他一遍又一遍地让我放心，说他工作的时候听过比这更过分的话。

那天下午回到家，自从治疗开始，我第一次不想自己待着，不想在卧室里休息或躺着。事实上，我感觉到一股奇怪的力量，这是我从开始马拉松训练就没再感觉到的。

母亲和继父提出带孩子们到他们家过夜，好给我一点儿时间让我清静清静，或者处理一下堆积的工作，或者再多休息休息。那天是星期五的晚上，早上我还洗了个澡，还穿了去瑜伽课不会穿的衣服，所以我自然就开车去了一个男人的家里，完全没有跟人家打招呼。这个人是个音乐家，是我在注销账号前在 Match.com 相亲网站上认识的最后一个人。虽然我没觉得他有多少吸引力，但我们说起音乐和乐队来，就像多年的老友。我在杨百翰大学上学的时候，他曾在犹他州普罗沃市比较出名的一个乐队演出。我们还认识几个共同的朋友，其中一个就是我曾经约会过的一个红头发摩门教徒。这个人弹吉他，身上总是一股檀香精油味。

这个音乐家不知道我就坐在他家外面，所以我给他发信息，告诉他我就在楼下，这可把他吓坏了。15 分钟后，他洗好澡，把客厅地板上乱丢的袜子和空的外卖盒子清理干净，然后开门让我进来。这里完全是单身汉公寓的样子，屋子里的沙发就像刚从火车站旁边的路边拖回来的。墙上歪歪扭扭地贴满了音乐会的海报。朝北的窗子上挂着一个深蓝色床单，用几个图钉固定着。两个水桶倒过来，上面放块木板，就是咖啡桌了。我感觉自己似乎来到一间树屋。

"要是我知道你要来，我会把红地毯铺上的。"他一边把垃圾捡起来，藏到厨房的柜子里，一边这么含含糊糊地说道："坐一坐？"他指了指那个破烂沙发。沙发对面是临时组在一起的一套大音响设备，还有两个唱片机。

"好，当然了。"我说道，在坐下去之前，我用手拍拍沙发垫子，看看是不是湿的。

"我给你拿罐啤酒？我记得你说你不爱喝啤酒，但我家没有红酒了。你怎么不提前跟我说你要来呢？我也好准备准备。"

"啤酒也可以。"

"真没法相信，竟然让你看到我家这副样子。"他说道，一边把几双鞋踢进卧室里。

"平时都是什么样子的？"我笑着说。

"有意思，你真有意思。"我们之间有这个默契，就好像兄妹，一说话就会互相取笑。他从一个小冰箱里给我拿了罐啤酒，递给我，然后转身去弄音响。

我们第一次，也是唯一一次约会时，他给我放了他自己制作的一张CD，全是20世纪90年代初的音乐——真的是一张CD，在车载CD机上放的那种。

那天，我们吃完晚饭，他开车送我回家。我们一边吃寿司、喝日本清酒，一边回忆在普罗沃的日子，还有我们共同认识的所有人。那个浑身散发着檀香味的红发男人，曾因为打耳洞违反摩门教的规矩，现在他已经是3个孩子的父亲了，拘谨得不得了，最近刚当上他们区的主教。一首歌结束切换到另一首歌的时候，我听到这首歌的前奏，然后完全被吓到了。这首歌让我立马想起我那辆1987 年的本田雅阁，还有我在 Radio Shack（美国信誉最佳的消费电子产品专业零售商）买的车载 CD 系统。那是我在上大学之前，在一路从田纳西州孟菲斯连续开 32 个小时到达犹他州普罗沃之前，我和继父一起装上的。我一时冲动，紧紧抓住他的胳膊，几乎喘不上气来。

"等等……这是……啊，天哪，这……这是……"我一时语塞，竭力回想。

"你知道这首歌？"他一副难以置信的样子，勉强看着路，"我从未遇到过一个知道这首歌的女人。"

终于，主唱开始唱出开头的歌词："然后她笑了……"

我终于想起来了。以前，我开车来来回回地从我家到我上班的面包店，再到大学的停车场，车上反复播放的就是这张唱片。这是 20 世纪 90 年代初期的一个英国的乐队，名字叫 Adorable。他们发行了几张专辑，而我听的那个叫《反对完美》的专辑已经绝版了。我在 iTunes（苹果数字媒体播放应用程序）上找过很多回，在流媒体服务上也找过，但只在易贝上看到过一次，不过，标价高得离谱。等那首歌放到和声"阳光般的微笑，阳光般的微笑"的时候，我像个喝醉酒的人唱卡拉 OK 一样，忍不住跟着一起唱起来。我差不多有 20 年没听过这首歌了，那种感觉就好像自己养的狗丢了，然后突然某一天有个人来到我家门口，臂弯里抱着我的狗，把狗毫发无伤地给我送回来了。这绝对是一场耳朵的盛宴。

这会儿他又走到音响跟前，拿过来一张方方正正的大纸盒，上面还印着一朵着火的花的图案。"你知道吗，我有这张唱片，是这个吧？"他朝我挥一挥那个纸盒。

"等等……这不是……"这个图案看起来有些眼熟。

"Adorable 的专辑。记得吗？你说你找不到。没想到，我竟然真有这个专辑。"

"啊，天哪——"

"没错，啊，天哪。"

"求你了，求你了，快放一放'Homeboy'这首歌，好不好？"

他回到音响旁边，从盒子里抽出一张黑胶唱片，放在唱盘上。他转动旋钮，几经调整之后，指针完美契合唱片上的沟纹。这首歌开始了，开头便是一阵低沉的贝斯乐倾泻而下，还有清晰的鼓点。我甚至能闻见 1996 年我从面包店烤箱里拿出来的面包的香味。我想起跟同事开玩笑的事情，想起上学时从一堂课转到另一堂课的情形，想起我跟一位叫埃米的英语专业学生合住的二楼的一个房间，想起我推开窗户看到满树繁花爬上屋顶的一瞬间。我想起自己如何爱上了犹他州。

我一动都不能动。我就坐在那里，任由过往的种种回忆向我袭来，任由它们让我一阵接一阵地感到震颤。当主唱唱到和声"你如此美丽！"的时候，悦耳的吉他声在那一刻爆发了。我哭了起来。每一个音符似乎都藏在我身体的某个地方，我感到我的大脑在颤抖。

"嗨，你没事吧？"他问，走到我跟前坐下来。

"嗯，我没事。让我把这首歌听完，好不好？"我不知道自己是怎么说出来这些话的。我的整个神经系统都在颤抖。等到歌结尾的时候，主唱几乎是吼出了那一句"你如此美丽"，而我一直急切地想听到这一句。这时，我身上的每一根汗毛都竖了起来。歌唱完的时候，我浑身发抖，哭了起来。

"你确定没事？"他再一次问我。

我擦干脸上的泪，点点头。"我想不起上一次听歌听到这么动情的时候了。"我跟他解释道，"我是说，以前我总是会听歌听得泪流满面。"

"这的确是首好歌。"

"倒不是因为这个，"我继续说道，"这首歌是好，但是……那就好像……就好像平生第一次听音乐一样。就好像我一直耳聋，但突然听到一段和弦，我听到了和谐的声音。"

"伙计，你是嗑药了吗？"他一本正经地问。他不知道过去的

10 天里，我已经自愿让麻醉师中止我的脑活动 5 次了。他不明白听到那首歌对我的意义。

我听到了音乐，我感受到了音乐。虽然以前我也听过这首歌的贝斯低音，听过它的和弦，也听过吉他的爆发，但这次听到的它的美要比之前增加了 100 万倍不止。

我们聊着他的工作，聊我们的朋友，还有我们共同的成长经历，听完了整张专辑。我坐在外面的车里等他的时候，他快速地冲了个澡，他一头湿漉漉的长发都还没有干。他戴着一顶毛线帽，现在，他的头发从帽子下面钻出来了。在那首歌的衬托下，他比我们第一次约会的时候可爱多了。等我们停下聊天的时候，我跟他说我得回家去了。因为治疗的关系，我感觉有点儿累了，只想趁着家里没人，好好地睡个美觉。

他送我到楼下，穿过公寓楼下的汽车修理厂的入口，又来到铁丝网门前，一直到我的车旁边。我打开车门的时候，他伸出手拉住我的胳膊。

"我什么时候还能再见你？"他问。他的手指摩挲着我的手肘。我不知道自己是怎么了，不知道为什么要那么做，甚至不清楚自己是谁，但在那一刻，我竟然走到他跟前，踮起脚尖亲了他一下。我还故意停留了几秒。

"很快。"我答道。他一脸惊讶，一脸迷茫。我伸手摸了摸他的脸。

他眨了几次眼，然后把手放在我手上："我就跟你说，你肯定会喜欢我的！我从来不会搞错的！"

我笑笑，然后钻进车里。开车离开的时候，我们俩挥手告别，我又开始哭了。大颗大颗的泪珠从我的眼里流出来。我任由它们滴落在我的衣衫上，静静地开车到了家门口。我把车开到我家的停车道上，熄了火，凝视着头顶上方的门厅灯。

我不想把话说过头，也不想对刚刚发生的事情做过多的解释。我感受到"Homeboy"融入了我的身体，晃醒了沉睡的我。我跟他一起取笑疯狂的亲戚朋友，笑他们会叫喊着说："我饿得简直可以骑在死猪上吃一个博洛尼亚三明治。"然后我还上去亲了他？真的亲了他？

我感到自己活了过来。我想深吸一口气，努力感受这种感觉。自从听到那首歌，这种感觉就一直在。这时，我就在想：难道我真的想过死吗？真的吗？

十四／雪融

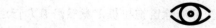

第二天是星期六。我之所以记得那么清楚，是因为那天暖和得不像样子。下午，我坐在前廊上，看着利塔和马洛玩她们的滑板车，看她俩沿着小小的街道来来回回地滑。我们搬过来也不过3个星期。这是她们平生第一次住在一个平整的小街道旁边，她们终于可以在街道上骑自行车、玩滑板车了，终于不用再爬坡了，也不用担心被车撞到了，她们终于可以恣意地享受自己的童年了。以前，我们总是住在繁忙的街道上，到处都是坡。其中有一个街道实在太陡了，有一回我前夫开着除雪拖拉机，竟然沿着人行道径直冲到了邻居家的栅栏上。我们从来没见过那个邻居，所以就当什么事都没发生。

　　搬家前两个月，我的心理医生让我立下两个具体的目标，她知道这会改善我的精神健康。第一，我得从我那个大得离谱的房子里搬出来，搬到城镇另一边小巧而舒适的小房子里。第二，我得把非营利机构的那个工作辞掉。这两件事让我感到害怕极了，我简直难以承受。我都不想活了，怎么还能安排搬家的事儿呢？难道她不知道我养着两个爱囤东西的小老鼠吗？其中一个哪怕吃个软糖也得把包装纸留下来，塞到她的衣橱里，以备不时之需。至于辞职，她是疯了吗？没错，我确实讨厌那份工作，看见老板的名字也会立马感觉恐慌，但是最起码那份工作还能带来一些稳定的收入……不是吗？我之所以有疑问，是因为这个工作让我陷入万丈深渊，哪怕是安然无恙的一天也会弄得我心神不宁。要完成这两件事，我得跟两个人通话：我的房东和我的老板。我要给他们平淡无奇的生活添点儿堵了。我之前说过了吧，我很讨厌跟人起冲突，我不想成为别人的负担。拜托，就连请人帮忙洗衣服这样的事情，都是我的心理医生强迫我说出口的。每当我感受到冲突的气息，我就会像个乌龟一样缩回壳里。就算有人把我捡起来，使劲儿摇晃，我的脑袋也不会伸出来，即便伸出来，也只会说："噢，你刚才伤害我了是吗？真抱歉！给你我的钱包。这是我家的钥匙，也给你！要不，我再给你弄杯咖啡？还是你想来个背部按摩？我们和好了，对吧？真好。很高兴一切误会都解除了！"

我给房东打了电话。打电话之前，我还担心这会不会是我这辈子打过的最糟心的电话，纠结了好几个小时，但打完了之后，我只想把我浪费掉的时间要回来。当我按照规矩，提前 30 天告诉他我要搬家的时候，我似乎感觉到电话那头的房东如释重负。我租着近 5 800 平方英尺的大房子，房租绝对划算，却被油费、电费、铲雪费，还有那大得离谱的 5 800 平方英尺的空间压得喘不过气来。其实，为了分摊房租和各种费用，我把地下室的两个房间分租了出去。其中一间租给了一个很可爱的古怪老太太，她叫苏珊，60 多岁，总爱用我的微波炉做鸡蛋和三文鱼。每当这个时候，整个房子里弥漫的都是那个味儿，而孩子们经常也是这个时间放学回到家里，她们总是因为苏珊要吃鱼的事情开始哭喊。对了，我还得跟苏珊说我们要搬家了。那次谈话可真是糟糕透顶了。不过，后来我们回忆从前的时候，说到了一次地下室发大水的那个晚上，我们俩还不得不在房东面前假装，租住另一间房的那个年龄大过苏珊的沃尔特是我的未婚夫。

打完那通电话的一个月之后，我们家所有人，还有他们的几个摩门教好友都出现在我家门口，帮忙把原来塞满 5 800 平方英尺房间的东西搬进 1 300 平方英尺的地方，其中就有堆成小山一样的糖果纸。只是，前一天晚上下了一整夜的雪，近 18 英寸深，我们没办法把搬家的卡车开到山顶的房子那里。这也是那个星期六早晨让人如此印象深刻的一个原因。此刻，雪已经消融，我也在新的客厅里挂上了画。多亏了那帮摩门教徒的家人和朋友帮忙，我才搬好了家，而我……我感觉……我坐在门廊上，阳光透过遮阳篷，洒在我的脚指头上，我不想死了。

我真的想过死吗？我是真的有过那种感觉吗？真是难以置信，因为我现在不想死了。一点儿都不想。太阳出来了，我漂亮的孩子们乖巧可爱。我看着她们，在草坪另一头的街道上，来来回回地跑，笑得前仰后合，尽情地享受着童年时光。多么漂亮，多么可爱的孩子呀。我的骨血。我的生命。

我的手机就放在我腿上，正当马洛骑着滑板车经过的时候——她胳膊上戴的是烤箱手套，膝盖上缠着橡皮筋，因为我们还没有买到合适的护具，就先这么凑合了——我突然想起米基医生给过我他的名片，上面有他的电话号码。我们第一次见面的时候，他给我的，还跟我说，不管有什么疑问，尽管给他打电话。所以，我跑进屋子，从钱包里找出他的名片，然后快速地跑回到外面，只为在门廊前多享受一会儿这美好的时刻。

2017 年 3 月 18 日，下午 3 点 42 分，我给布赖恩·米基医生发了一条短信："嗨，米基医生。希望你不介意我给你的私人号码发信息。我只是想告诉你，我今天（还有昨天）感受到一种希望和幸福，这是我以前觉得不太可能再发生的。这种感觉有些奇怪，似乎我丢了条胳膊或腿，突然之间又长回来了。这种感觉……棒极了。"

过了一会儿，他回道："我不会介意的……你是希瑟，对吧？"

"是的，我是希瑟。"

"我一猜就是你。听到你说感觉不错，我真是太开心了！"

"谢谢你。"

然后就没有回音了。

我说了谢谢。

呃，确切地说，我是发短信说的，但是能够把这种感觉表达出来，我感觉……很好。我想第一个告诉米基医生。

告诉他，这个治疗管用。

***

你知道，还有什么也管用了吗？还记得因为服用了昂丹司琼而便秘的那个女人吗？是的。她又喝了一次通便茶。星期六那天上午喝了一杯，然后到了下午晚些时候，她突然就肚子疼得受不了，躺在卫生间冰冷的瓷砖上，满脑子都是自己要死了。她不想死了——现在可以非常肯定地这么说，但当通便茶起效的时候，那可是没有后路的。她居然趴在卫生间的地板上给她母亲发信息："取消通便茶，取消它。"

她母亲回道："如果你打算去离马桶 10 英尺远的地方，千万不要喝通便茶。"

十五 / 奉主耶稣的名，阿门

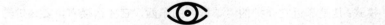

我给米基医生发完短信的第二天是星期天，一个艳阳天。湛蓝如洗的天空一望无际，新落的雪已经消融殆尽。我几乎一整天都待在户外，享受着治疗之后的两天休息时光。布什内尔医生终于证明了他们不是在取我的性命，证明了这只是一种极其深的诱导性昏迷。他们只不过是*差一点儿*就取了我的性命。

　　下午，我陪我家小型澳大利亚牧羊犬可可玩扔球的游戏。可可简直天生无脑，要么就是它虽然长了个脑子，却只有三种运转模式：凡是靠近它守护的"羊群"的东西，它要么搂着，要么护着，要么进行攻击。最后一个模式下的可可简直是个好战分子，而且年纪越大越厉害。之前我说过，每当我把它从笼子里放出来给它喂食的时候，它都会一边尖叫，一边身子腾空跳得老高。可可已经10岁了，自打我离婚之后，我就一直一个人照顾它。6年前我提出分居的时候，我前夫对我们当时养的两条狗没有表现出丝毫的兴趣，我不清楚为什么。他从来没有提出来要遛遛狗，或者陪陪狗，也没有争夺共有的监护权。他就那么直接退出了它们的生活。我们养的另一条狗，一条叫查克的混种狗，就比可可更在意我前夫的离开。查克很可爱，鬼灵精怪的，是我网站上的名角儿，因为我经常发一些让它头顶着千奇百怪的东西的照片，比如麦片盒子、花生酱的罐子、啤酒瓶等等。乔恩离开以后，查克备受打击，身体健康每况愈下，情绪也一落千丈。

我很想念那个小家伙，2015 年它去世以后没多久，我就开始波士顿马拉松比赛的训练了。我也是到现在才明白这之间的关系。我太爱那只狗了，非常非常想念它。后来一块又一块的多米诺骨牌倒下了，一直到我走上了那个轮床。

可可没有情绪，它有的是职责。情绪让人分心，它"羊群"方圆 500 码 ① 内的所有活物，都可以让它分心。它的"羊群"自然包括我和我女儿，但当我们跟家人朋友在一起的时候，这个范围也会跟着扩大，会包括所有人，仿佛它来地球上的使命就是为了保护我们。当我们走进家门的时候，它就会狂吠，发出震耳欲聋的胜利的叫声，仿佛在说，它没有失去我们。可可对扔球游戏的热爱甚至超过了对食物的爱。那天下午，我就在后院跟它玩扔

---

① 1 码 = 0.914 4 米。——编者注

球的游戏，用的是黄色的曲棍球。经过 7 年的研究，我终于找到了可可没办法毁掉的唯一的物件。母亲给我发信息，问能不能跟我聊一聊。她有些话想跟我说。

可可刚刚把球叼回来给我，我捡起来，往后廊的台阶上走去。这台阶直通利塔房间的推拉门。我坐下来给母亲打电话，示意可可跟我过来，坐下。

"嗨，"我说，"怎么啦？没事吧？"她通常发短信都只是说："聊一下？"但这次发的短信写的是："能聊一下吗？我有重要的事情需要跟你说。"我知道这不像她平常那样只是问一问小孩或者我们当天的计划。

"嗯，没事。我只不过……"母亲重重地叹了一口气。我不自觉地站了起来，开始绕着前廊来回踱步。

"我是想问你一件事，我知道这是一个很敏感的话题。但请你一定听我说完。"

"当然了。"我向她保证。过去这两个星期，她就像我的天使一样守护着我。"我的天使"，这话说起来可真有些恶心哪。

"你父亲……"我一听到这两个字，就感觉全身不听使唤了，"我知道，我们之前说好了这件事对你父亲保密。当然了，不一定是绝对保密，但你知道我的意思。"

"我们不想听他的意见，"我说，"他完全没必要知道。"

"我知道，没必要让他知道，"母亲表示同意，"但是，当他给我打电话，问我过得怎么样的时候，我甚至不知道该对他说什么。我是说，我最近大部分时间都是在那个治疗中心度过的。"

"我知道。"我说，一股熟悉的负罪感向我袭来。

"希瑟，每次你失去意识的时候，罗布都会在旁边陪我，这我知道，但是整件事让我感到难以置信的孤独。我的宝贝女儿全身心投入做这件事情的时候，她的父亲却完全不知情，不知道你牺牲了多少。当你的眼睛颤动着闭上的时候，当你的身体瘫软下来，当所有人挣扎着把呼吸管插进你喉咙的时候，我孩子的父亲却没有守在一旁看着。我不知道该对他说什么，因为这一切并不好。"

"真对不起。"我说。

"你可能不知道，直到他们把呼吸管从你嘴里拿出来的那一刻，直到我看到你的胸膛又开始一上一下地自主呼吸的时候，我才能坐下来，才能不再焦虑不安，才敢喘气。当我看到你重新开始呼吸的时候，我激动得简直承受不了。那一刻的解脱几乎让我晕厥。"

"妈妈，真对不起。你可以不要待在那个房间里。是我不好，我让你受苦了。"

"这不是你的错。我跟你说过，我们要一起度过这个艰难的时刻。你能走出这一步，做出这个艰难的决定，我真的为你感到自豪。你能接受这次治疗，是多么勇敢啊！我很荣幸自己能待在那个房间里。我想待在那里。"她的声音有些颤抖了，"只是，今天早上我起床的时候突然意识到，看着你经历这些，这对我产生了如此大的影响。这是一件沉重的事情，太沉重了。但是，我还是很高兴能待在那个房间里。"

"我当然是想让你在那儿的。如果把这件事告诉我爸爸能减轻你的负担，那么我很乐意给他打个电话。"一想到要给父亲打这个电话，我有点儿幸灾乐祸了。我很乐意给他打电话，跟他说最近这 10 天里，我每隔一天就接近死亡一次。然后，趁着他吓得还没回过神儿的时候，我或许可以顺便告诉他我做的其他不光彩的事儿。

"你愿意做？为了我？"母亲问道。

"妈妈，为你，我愿意做。"我向她保证，"我今天下午就给爸爸打电话。"

"还有一件事，"她说，"还记得之前我们说过要让你哥哥和姐姐来看你治疗的事儿吗？"

我记得。我们讨论过那件事，因为我们家遗传的抑郁和焦虑也影响了诸多孙辈——我的外甥、外甥女、侄子、侄女，还有我女儿。

"那你跟他们说过了吗？"母亲问我。我还没有。我担心万一这不管用，那可怎么办？所以只字未提。

"不过……我觉得这真的有用。"

"我跟他们说过了。"母亲说，"他俩都愿意明天请假，跟我们一起去。"

"明天？啊！这么快！"我惊讶地说，"好的，他们能来，那太好了。"

"好的。我给他们打电话，把一切都安排好。可能我们都到你家集合，然后开车一起去。"

"没问题。"我说，"我这就给爸爸打电话。我得先深吸几口气，或者先来几杯龙舌兰壮壮胆。"

"谢谢你。"电话那端，母亲轻声说，"我太为你感到骄傲了。"

"还有件事，妈妈。"

"什么事？"她问。

"我感觉很好。我感觉跟以前不一样，完全不一样。"

"你什么意思？"

"怎么说呢，我感觉自己想笑，想跳起来转圈圈。我甚至有点儿想躺在草地上，沐浴着阳光，呼吸着空气，享受活着的时光。你能明白吗？"

"嗯，我能。"她说，"你知道吗，这一星期我一直在观察你，我感觉你好像正处于某个转折点。你的眼里有更多光了，声音里也少了许多阴沉。只是，我不确定这是因为你感觉变好了，还是只是因为你找到了希望。"

"我当然是找到了希望，"我解释道，"但是，星期五的时候好像某个开关打开了。某些不可思议的事情发生了。或许这就是布什内尔医生说的那个神秘的重启，或许这是之前所有治疗一点一滴积累的结果，我不知道，我一点儿都不在乎。反正某些事情发生了，我的生命在星期五改变了。我再一次听到了音乐。"

"噢，希瑟……"我能听出来母亲就快哭了，"我就知道这能行的。我知道你不信祷告，但我信。"然后，她就哭了起来："我知道上帝一定会听到我的祷告，还有我们所有支持你的人的祷告。我们那么多人都为你祷告。我真的相信，是上帝让你在那一天出现在那个医生的办公室里。上帝引领你去的。我就知道这能行。"

我和我的家人都尊重彼此不同的宗教信仰，他们都信摩门教，而我相信科学。在养育女儿的过程中，我也有意不强调某个宗教：她俩知道我和她们的父亲都不相信上帝，但她俩都很有礼貌，懂得宽以待人，懂得尊重，也能明辨是非。她们也见过我们一大家子人在吃饭和睡觉之前做祷告，还跟他们一起去过几次教堂，要是她俩决定信教了，我完全没意见。这是她们自己的决定，我不干涉，我觉得自己小时候就没有选择的机会。不过，这一点我可能没对利塔讲清楚，因为她 11 岁的时候，有一天晚上她说她特别想跟我说一件事情，却害怕我会对她发火。当时，我立马想到她可能在网上看到了什么东西。等她准备好上床睡觉时，我俩并排坐在床头。她鼓起勇气开始跟我说。我可以肯定她的心跳跟我的一样快。她深吸了几口气，才开口讲话。

"你保证不生气？"她冒出来一句。

"利塔，"我说，下意识地伸手去抚摸她的脑袋，"还记得我跟你说过的话吗？不管你有什么疑虑、担心，或者问题，不管是什么，你永远都可以找我说，我不会生气的。我想让你找个人倾诉，我会一直倾听的。"

"我知道。只是……你得保证不生气。"

我脑子里开始闪现她可能做过的各种事情，我的心跳得更快了。

"我信上帝了！"她几乎是喊出来的。

我使劲儿眨眼，没有回过神儿来，然后又眨了几秒，什么都没说。她害怕成那样，要跟我说的就是这个？

"我知道你跟爸爸都不信上帝，但是我信，我已经信了好几个月了。"

"噢，利塔。"我想跟她说的话有千千万，但我一开口说出来的，是她的名字。

"你保证过不生气的。"她哀求道，一脸严肃。

"我没有生气。"我向她保证，"事实上，我还非常高兴你跟我说了呢。"

"真的吗？你不生气？但是……我知道你在网站上取笑摩门教

徒，而且——"

"我在网站上取笑的是那个 14 岁的我，不是摩门教徒。那时的我可一点儿意思都没有。最重要的是，我觉得能信上帝，这是一件非常美好的事情。"

"你真这么认为？"

"当然！我一直想让你自己做决定。"我解释道。

"好的，不过……还有一件事。"她说。

"什么事？"

"有的时候，我也想做祷告。"

"你想做祷告？"

"是的，有时候我感到焦虑的时候，做祷告可以给我带来安慰，它能让我安静下来。"

"利塔，我觉得这真是太好了。你能找到自己可以做又喜欢做的事情，还能给你带来安慰，这真是太棒了。"

"你真的不会因为这个生气？"

"不会！一点儿都不会。事实上，要是你需要，我愿意跟你一起做祷告。我以前可擅长做祷告了。"

"你以前也祷告？"她一脸难以想象的样子。

"是的。我信摩门教的时候，可是一个很棒的摩门教徒呢。要是你想，我甚至还可以带你去教堂——"

"不、不！不用了。我不需要去教堂。我只想信上帝，做祷告，这就够了。"

我简直乐不可支了。在我放弃宗教信仰的众多理由中，每个星期日上午那接连 3 个小时的无聊时光排名可是数一数二的。

那天晚上，我跟利塔一起做祷告。我让她领头。她用了摩门教徒祷告时常用的几句话，比如"请护佑我爱之人周全""感谢您赐予我们家庭和健康"。

"奉主耶稣的名，阿门。"

我母亲深信我治疗之所以成功全是上帝的功劳，不过，我一点儿都不觉得这有什么。我怎么会呢？过去的 10 天里，母亲为我牺牲了那么多。要是她觉得是她的上帝和救世主在正确的时间把我引领到正确的地方，那么我很高兴她能相信并且把自己的信仰和我分享。

另外，某个开关已经打开了。我只能这样来描述，就像多萝西打开房子的门，然后就降临到了奥兹国一样。那五彩缤纷的色彩，几乎令人头晕目眩。

***

半小时之后，我又在院子里扔了好长时间的曲棍球，感觉胳膊快要掉下来了。这只狗玩起扔球的游戏来，那可是不到倒下的那一刻都不停止的，甚至倒下了还会央求着再扔一次。我打开房子的侧门，把狗放进去，然后走到前廊，坐下来，沐浴在午后的阳光里。

这个治疗管用了。

我脑子里不停地闪现这句话：这管用了。管用了。我不再感觉想死了。这是最最重要的。不管父亲有什么反应，那都是次要的。

我在手机里翻出父亲的电话，紧张地拨通了他的电话。

"小羽毛！是你吗？"他问。是这样的，我父亲给我起名字叫"希瑟"（Heather），每当到了晚上该回家吃完饭的时候，要是我还在邻居家里玩，他就可以走到房子外面，用手围成喇叭形状，然后大喊道："回家了，希瑟·汉密尔顿！"我记得他就这么干过几回。但"希瑟小羽毛"这个绰号，是我和父亲之间唯一没有变过的东西。每次他跟我说话，都叫我"小羽毛"。他是我的父亲，我是他的女儿，这缓和了我们之间的诸多分歧。

"嗨，爸爸。是我。你们过得怎么样呀？"之所以说"你们"，是因为我知道他肯定会开免提，而我继母能听到整个谈话。我记不清上次跟我父亲单独说话是什么时候了。跟父亲没有私密的谈话，我觉得这是我们关系生疏的原因之一。

"我们好着呢！听到你说话，真开心！一切都还好吧？"我隐约能听到继母在房间里走来走去的声音。

"孩子们很好，我们在新家也慢慢安顿下来了。我在客厅里挂上了几幅照片。办公室还有点儿乱呢，不过，我有时间就会弄的。"

我又聊了几分钟的天气，聊了聊我继母那边的兄弟，还有他们家里的事情，然后，我起身开始绕着前院的草坪来回踱步。当我们俩都停顿下来的时候，我脱口而出。

"我有件事要跟你说，是一件非常重要的事。我给你打电话，就是为了说这个事。"

"好的，"父亲回答，凭我对父亲的了解，我敢肯定他已经直起身子，准备听是什么消息了，"是什么事，我的乖女儿？"

"主要是妈妈央求我告诉你，因为她最近压力很大。我不想让她一个人承受那么大的压力。"

"嗯。她承受的是什么压力？"

"是这样，简单说吧……我过去一年多有多么抑郁，我猜你应该是有所了解的，对吧？"我嘴上这样问，心里却很清楚他一点儿都不知道。

"嗯，我知道你的工作让你受苦了。我们之前也谈论过。除了工作，还有其他的原因吗？"

"没错，是因为我的工作，还有我参加马拉松比赛培训的事儿，还有我的节食，还有一个人照顾两个孩子那种永无休止的劳累。

我这一年确实过得不太好。"

"我没想到情况有这么糟糕，宝贝儿。"我父亲已经在犹他州生活了十多年，但跟我们家其他人一样，还是没能改掉南方人说话的那种口音。

"是很糟糕，非常非常糟糕，至少之前是的。这次抑郁是我经历过的最糟糕的一次。可能妈妈是唯一清楚到底有多糟糕的人。"

"呃，听你这么说我很难过。有什么我们能为你做的吗？"他问。

"这么说，嗯……我怎么说呢……我觉得此时此刻我需要你做的，就是让妈妈跟你说说她所经历的这一切。她觉得有点儿孤单，因为过去的这十几天，她和罗布一直在带我去电休克疗法中心，接受一个实验性的治疗。"

"电休克疗法？"父亲郑重其事地问道，"你说的是电休克疗法？"

"我不是接受电休克疗法治疗，爸爸，不是的。只不过我接受的这个治疗也在同一家诊所里。"

"噢，天哪，天哪。好的，那你跟我好好说说。"

我简单地描述了一遍，尽量使用非常基本的术语，以免他受到更大的惊吓。但当我最后说到呼吸管的时候，我发现自己也跟着严肃起来。

"我不知道失去意识的时候都发生了什么。我毫不知情，就好像那一刻我还清醒着，突然我就在另外一个房间里从麻醉状态中醒来了，嘴里还说着稀奇古怪的话，有时候还胡乱责备陌生人。我不知道麻醉的时候发生了什么。但妈妈全程都看着呢，她觉得发生的一些事情会让她心生不安，甚至有一些还会让她觉得几乎要崩溃了。不过，还是让她跟你说到底什么情况吧。我是说，我不知道她看到了什么。我只知道这给她带来了很大的压力。"

继母开始在旁边喊话："你怎么知道这安不安全？我是说，有多少人做过这个？"

"我是第三个参加的人。我前面有两个人，听医生说，他们俩对治疗的反应都还不错。"

"但你是怎么决定要做的？"她不依不饶。

"我刚才说了，我真的非常非常抑郁。我想我当时觉得自己已经到了无药可救的地步了。我觉得自己永远都无法爬出来了，这是最让我害怕的。有一回我跟妈妈说，这就像一次永远好不了的精神崩溃。跟一辈子都是这种感觉相比，这次治疗根本没有什么可害怕的。另外，我相信我的医生，他是我见过的最聪明的人之一，是他给电休克疗法带来了革新。他跟我保证我会没事的。"

一阵长长的、令人尴尬的停顿。

"我的孩子应该有个快乐的母亲。"我补充道，"我知道，你可能觉得这对她们来说是一个太大的风险，但我之所以接受治疗，就是为了她们。"

"好吧，那你觉得这管用吗?"她问。

虽然这听起来有些残忍和不公，但我觉得他俩还不配这会儿就听到结果。他们没有在那个房间里。他们没有开车穿过那蜿蜒的街道，没有带我去诊所，没有陪我一起填表格，没有陪我一起跟那个 22 号针头较量。当我的大脑快速中止活动，医生和助理们艰难地摆弄我那毫无生机的身体时，他们没有看到我母亲看到的一切。他们没有经历过那种挥之不去、无法承受的悲伤，那种让人无法理解，只想让它赶紧停下来的悲伤。

"希望吧。"我说。

"好吧，你都这样说了，那好吧!"她咯咯地笑道。

"小羽毛，谢谢你跟我们说这些。这确实是很大的压力。"父亲接过话来跟我说，"我会给你母亲打电话的，可能今天或者明天吧。"

那天晚上，他就给我母亲打电话了，听我母亲跟他描述她这十多天是怎么过的，或许这是她记忆中最难过的一段时间了。他没有说什么有用的话——他怎么可能说呢？他跟我母亲说，他很难过我母亲感觉孤身一人经历这一切。我觉得父亲肯定不记得把我逼到墙角的事情，也不记得他冲我哥哥大吼大叫的事情，更不记得他在我和我姐面前说的那些评价女人身体的话。他不知道他的暴脾气让我有多害怕，他不知道这对我的生活造成了多大的影响。

我以前总觉得等我有了自己的孩子，我们的关系就会好转，因为爸爸特别喜欢小孩，但这并没有真的发生。他没怎么陪过我女儿，虽然我女儿也不排斥他，但她们没怎么见过他。我跟父亲之间的交流仅限于他比较了解而且能给我建议的一些比较实际的事情，比如理财规划，职场关系，当我想买个大件物品时该去哪儿找，等等。

　　一直以来，我都觉得我们之间这样往来，维持这样的关系也没有什么。父母离婚之后，父亲就搬到那条街上几英里远的地方，而我一直跟着母亲住。在我的青葱岁月中，一直影响我的是我的母亲，而父亲只不过是在排球比赛或合唱音乐会的时候偶尔出现的一个人，一个偶尔会在怎么存钱、怎么开户这些问题上给我一些建议的人。我爱父亲——我一直都很爱他，我还记得小时候他模仿唐老鸭的那些美好回忆。我记得我们走在我家附近的街道上，我坐在他肩膀上伸手去够头顶的树叶；我记得上教堂做礼拜的时候，他给我穿上像囚服一样的 T 恤，把妈妈逗得哈哈大笑。他教我要对陌生人友善，让我对商店收银员微笑，还跟我解释为什么保持好的信用评分很重要。他真的给了我很多。

　　但可悲的是，如果我遇到了麻烦事，我是不会想到给他打电话的。就算在高速路上遇到爆胎别无选择的时候，我也想不起来拨通他的电话。其实就在我们搬家的前一天，在我还没开始接受治疗之前，我把女儿送去上钢琴课，然后回家准备往车上装东西。

有一些东西，我不想让搬家的人给弄丢了或者弄坏了，因为他们不懂这些东西的价值，所以我想着还是自己搬过去比较好。当我把后座都塞满，钻进驾驶座准备发动车子，然后快速地回去接女儿的时候，车子却怎么也发动不起来。我们那个房子跟钢琴老师的家分别在城镇的两端，而我却困在了一个引擎点不着火的混合动力汽车里。我不知道该怎么办。我给母亲打电话，就像这9个多月来一直做的那样，我开始尖叫，这好像永远都管用，能解决一切问题。

我又惊又恼，筋疲力尽。没人可以帮我接孩子，我不知道明早怎么送她们上学，也不知道怎么把车子弄到修车的地方去。母亲试图让我安静下来，并提出开车过来帮我接孩子。可是突然之间，一种非常具体的孤独感向我袭来。

"我父亲在哪儿！我爸爸在哪儿！"

我不是在问妈妈问题，我是在尖叫着陈述事实。我的尖叫震得车子直发颤。

"为什么他不在！我父亲在哪儿！"

我一遍又一遍地喊，母亲没有制止我。她就那么听着。当我终于停下来的时候，她问我在哪儿。

"我坐在一辆发动不起来的车上。"

"待在车里别动，给我5分钟，好吗？5分钟。深呼吸。你能做到吗？为了我好吗？5分钟后我给你回电话。"

我同意了，我在驾驶座上坐着，身子瘫倒在方向盘上，不住地抽泣。天哪，我到底哭了多少次了？我感觉自己很蠢，很无助，更重要的是，我感觉到一种彻头彻尾的绝望。那种绝望吞噬了我，它让我瘫痪，让我变成一个废物。要是没有我，每个人都会过得更好。

3分钟不到，母亲给我打回来了。

"你父亲现在就准备出门了。他会尽快赶到那里，可能不用半个小时。他会帮你弄好车。"

"但我不——"

"你不什么？你父亲马上过去。不用再说了，就这么定了。"

"你跟他说了什么？"

"你不用管我跟那个人说了什么。"我能听出她的愤怒。

"跟我有关吗？"我不想让父亲知道我有多歇斯底里。

"不是，跟你没关系。"母亲向我保证，"这么说吧，我说了我该说的话。他很快就会到，在他到之前别挂电话。"

20分钟之后，他和我继母把车停在了我家停车道上。我不知道他们怎么到得那么快，要知道他们住得离那儿还挺远的，而我父亲是从来都不愿意违反交规的，任何规章制度他都不愿违反。哭完之后，我几乎没时间收拾好自己的脸。母亲肯定说了什么她该说的话。

我们试图用电线打火把车发动起来，但总是一遍又一遍地失败。我们猜测可能是因为这车是混合动力的，所以系统里的某个精密部件坏掉了。我们一起列了个需要打电话的清单，然后，我跟继母坐在客厅里，父亲挨个给清单上的地址打电话，想办法弄到一个新电池，还要确保他能找到最便宜的。如果不是电池的问题，我们就把车拖到车行去，让他们检查一下哪里出了问题。

他出现了。我父亲终于出现了，可能是因为我终于给他机会让他出现了。老天，要是能知道母亲对他说了什么，我愿意付出任何代价。母亲不告诉我，只跟我说她把我父亲给吓坏了。那我就索性假装这跟他的退休金有关系吧，可能是母亲提醒他离婚的时候，她可是一分钱都没拿。

我不知道每次治疗的时候母亲都会做笔记，也不知道她把我们一起度过的时光都记录下来。我自己做了一些记录，但我不知道母亲也在做同样的事情。她让我给父亲打电话的前一天，她的日记本里是这样写的：

妈妈的个人日记

2017 年 3 月 18 日

这星期一共三次治疗。好漫长的一周！情感几乎枯竭了。我心里明白这非常耗体力，但几个月来我没敢让自己停下来细想这种感觉。我的身体总是处于高度警觉的状态，担心希瑟随时会需要我和罗布的帮助。现在，我们已经做完了一半的治疗，但就在今天早上，我发现我已经无法独自承担这种压力了，我需要她父亲的帮助。尽管我们离婚已经三十多年了，我们作为父母的角色和联系从未中止过。她是我们最小的孩子，虽然他有时候不理解她，但他对"小羽毛"的爱却是诚挚的。

希瑟不愿意让他知道治疗的事情。这段时间，我跟他还有希瑟的继母聊过很多回，而我总是不得不回避事实，绝口不谈我们花了那么多时间看着她坠入深渊的事情。他们完全不知情。我该怎么跟他们说第一次治疗的情形，该怎样才能让他们完全明白当我看着医生们把希瑟连在各种监视设备上，并开始实施麻醉时我内心的恐惧。我看到她在失去意识前一秒眼里流露出的害怕，我想肯定没有一个人能完全理解我有多害怕。我站在她的床尾，看着医生快速地把呼吸管插进她的喉咙，开始给她输氧，让她活着。我一个一个地查看那些机器，医生也挨个给我介绍它们的功能。不过，当她陷入大脑最深层的深渊时，我看的最多的还是她呼吸监测仪上的读数。我连着30分钟都没敢喘大气，直到他们移除了呼吸管，直到她自己的呼吸开始在监测仪上显示出来。她的呼吸起初不太规律，之后便顺畅了，那是多么美妙的呼吸啊！相信我！这一切上帝都明白，因为我把每个细节都告诉了上帝，我一遍又一遍地求他护佑我女儿安全，求他治愈我女儿。我觉得他可能烦了："够了够了！我成全你！她会挺过去的！！"

　　希瑟的哥哥姐姐知道，因为我把每个细节都告诉他们了。现在，她父亲也应该知道一下这个过程了。我不知道希瑟会对这个请求做何反应。

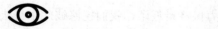

十六 / 远逝的亲人

第六次治疗之前，临近中午时哥哥和姐姐都来到我的新家。过去两周，我们见面的次数比之前一整年见的都多。我心里默默地希望我们彼此的关系能再亲近点儿，但我知道这个愿望有些不太现实。哥哥和姐姐家里都有 5 个孩子，这意味着他们要有 5 套荒唐的日程安排。他们两家都是双职工家庭，另外，你看下我的日程安排，再想想在我永无休止地完成"所有必须做的事情"的时候，如果有人胆敢给我打电话我会有多恼火。我觉得我们已经尽力保持亲近了。我们祝愿彼此生日快乐，遇到节假日或者什么特殊的日子，我们还会聚到一起。如果妈妈跟我们说谁最近有困难了，我们还会互相发信息。

我们共同传承的东西将我们紧密地联系在一起，这是我跟其他人从来没有过的亲密。我们共同经历了父母离异，童年时共同经历了一些让我们感到痛苦的事情，这让我们感觉有点儿像并肩作战的战友。别曲解我的意思：我知道我们的童年已经算是很幸福了，要是没有这相对富裕的物质条件，情况可能会更糟糕。但我们 3 个却是在同一个战壕中战斗过的战友。我们同样都害怕父亲发脾气。

我们 5 个人钻进那个小货车，沿着蜿蜒的路，往虹彩路开去。我母亲全程都在说治疗的事情，他们会看到什么，会遇到什么人。我卷起袖子，给他们看我两个胳膊上的瘀青，哥哥惊得脏话脱口而出。除我之外，哥哥是我们家最"左"的人，如果"右往左偏一厘米"也算左的话。不过，他依然是个虔诚信教、只喝无糖可乐的摩门教徒，一般是不会说脏话的。

我胳膊上的瘀青已经往周围扩散了几厘米，已经变成令人胆战心惊的棕色。虽然看起来很吓人，但实际上没那么疼，不过在公共场合，我还是会把它们藏起来。

我们一行人走进去，我还觉得怪不好意思的，一共 5 个人啊，5 个来自南方州的人。从门口走到候诊室的路上，我们每遇到一个人，我都会跟人家说："嗨，我今天决定把整个田纳西州都带过来，希望你不要介意啊。他们都懂礼貌，还会做奶酪玉米粗粉。"

"哟！"我走过去跟格雷格打招呼。格雷格一边点头，一边朝我眨眼。他已经打印好了我的腕带。等我挂好号，他给我戴上腕带，递给我一个写字板，那是我每次都要填写的问卷。你知道，就是那个"生活有多么难熬"的问卷。我拿着问卷，坐回到母亲旁边。母亲正看着他们几个，让他们站好队。

我在最上头写上我的名字、日期，想都没想，就开始逐项填写了。入睡？依然没问题。夜间睡觉？嗯，我不记得这周末的晚上醒来过。事实上，我睡得还挺不错。感觉悲伤？

等等。

等一等。

我眯起眼，试图回忆第五次治疗之前我勾选的是哪个。然后我突然意识到，我勾选的是"我几乎总是感觉悲伤"。难道我真的选了那个？真的吗？我以前是那样的感觉？我为什么会是那样的感觉？我甚至还得使劲儿眯着眼睛才能想起那种感觉。因为我不感到悲伤了。我是从什么时候开始不再感觉到悲伤的？真的是刚刚过去的事？我看不懂这张问卷了。第一面的问题我没再勾选，我翻到另一面，就像看着一个老古董。

房间似乎开始旋转，但这并不是说有什么不对劲儿。我只是无法理解剩下的问题。

第十一项　自我评价

星期五的时候，我勾选的是"我几乎无时无刻不在想着我身上大大小小的缺点"。这才是 3 天前。我选的是这一项。我真的那样觉得？真的吗？我怎么可能相信那样的事儿？

第十二项　关于死亡或自杀的想法

当然，自杀从来都不是我的选项。但我真的觉得生活空虚，真的怀疑生活是否值得。如今我非常开心自己能够活着，我甚至在没有意识到的情况下，那天早上竟然洗了澡还吹干了头发。虽然我还是一直很饿，但我穿上了干净的衣服，戴上了项链，甚至还喷了点儿香水。我都没有考虑过自己做这些事情有多么奇怪，我连想都没想。

就像我之前提到的，抑郁的人都会有这样一种情况：在接受药物治疗或者得到其他途径的帮助之后，通常我们自己不会觉察到自己有所好转。通常都是我们周围的人最先意识到并指出来的（就像我大学时候的室友，在我开始服用左洛复的时候，她就说我关门不再那么大声了）。

我最终意识到自己好转了，是到精神科医生那里复诊，他问我感觉怎么样的时候。当我们感到悲伤的时候，我们或许可以表达出来自己感到悲伤，只是那种感觉太强大了，虽然我们时时刻刻感到悲伤，时时刻刻忍受着悲伤的折磨，但我们没有想过这就是悲伤。所以，当那种感觉变成幸福的时候，我们只是感觉变了，并没有真正意识到。当我们用话语把那种感觉描述出来，不论是其他人告诉我们有什么不同，还是从我们自己口中说出来，都可以让我们意识到并理解这种变化。

我知道，我不再想死了。我看到了色彩，我听到了音乐，我想呼吸。但在我看到这张纸上写的文字之前，我并没有明白这种变化的意义。这是我生命的转折点。

第十三项　一般兴趣

这上面没有"我终于对音乐、书籍、电视、电影、政治，对写关于我孩子的故事，对和朋友约会，对遛狗感兴趣了"这样一个选项。我仍然没有性生活，但我不排斥了。想着这么多我之前都没有意识到我有多么怀念的事情，我突然觉得，饱含激情的一个吻，现在想想也没那么糟糕了。要是真有谁触摸我的身体会不会也挺好的？

之前，我一直选的都是"我对之前做的事情几乎都不感兴趣"。但此刻，我甚至有一种难以抑制的冲动，我想冲出诊所，直接开车到机场，跳上飞往纽约的飞机，然后什么都不干，就到处逛逛，拍拍照片，听听音乐。除了孩子，我平生最爱的就是在一座城市里到处逛逛，拍拍照片，听听音乐。所以，我没头没脑地喊了一句："我已经一年多没碰过我的数码单反了。一年了！"

"你的啥？"母亲疑惑不解地问。

"我的相机。就是我每次出门都会带着的那个。大概有 7 年了，我每天都会用它拍照，但现在我已经有一年多没碰过了。"

"你这又是唱的哪一出？"

"是因为这张纸，妈妈，这是一个启示。真高兴他们一直让我填这个，你能明白到底发生了什么事儿吗？"

"我大概知道。"母亲窃笑道。

"不，我觉得没人明白发生了什么。我现在的感受，跟我 3 天前的感受，其中的不同，怎么可能……怎么有人能明白呢？"

"我们从你的眼睛里看出来了。即便你昨天什么都没跟我说，我今天早上看着你的样子也能猜出来的。"

"真的吗？"

"嗯，首先，你的头发看起来很美，你身上的味道也很好闻。"

"是的，你知道吗？我今天早上都没有特意打算洗澡，我自然而然就洗澡了。就像个正常人一样，我连想都没想。"

"你的眼睛已经告诉了我一切。你的眼里闪着光，我知道这光是从你内心深处发出来的。"

听母亲这么说的时候，我甚至能感觉到心里的那道光。我感觉自己内心充满了光明，那光明充斥着我的肺腑。

这时，洛朗昂首挺胸地走进候诊室，来到我跟前。她一脸灿烂的笑容，头发末梢染成了鲜艳的紫色。

"你看起来气色不错嘛！"她拍拍我的肩膀，惊呼道，"我喜欢这件衬衫，你在哪里买的？"

我低头看看我的衬衫，因为我根本不记得那天早上从衣橱里选了哪件衬衫。我的衣橱里塞满了衬衫，开门的时候都得当心着点儿，不然很可能劈头盖脸地掉落一堆。

"噢，你说这件？"我答道，"我订了那种专门给人送衣服的服务，因为如果我这辈子只能许一个愿望，那肯定就是'请不要让我再去买任何东西'。"

"好吧，但你今天看起来真不错。我不是说你以前每次来看起来不好，只是今天，哇哦，你今天简直太棒了。我是真心实意这样说的，不是因为你要参加测验才故意说给你听的。"

"哦，天哪，还有测验！"我大喊道，"其他人参加这个测验也会像我一样紧张吗？要是他们不紧张，那么请不要跟我说实话，跟我说他们也很紧张就行了。"

当我签字同意进行这次实验治疗的时候，有一件事我虽然签字同意了，但我其实一点儿都不想同意，一点儿都不想。是的，你可以给我来点儿麻醉药，让我的大脑接近活动中止状态，你也可以让我母亲看着你们像摆弄布娃娃那样摆弄我，在我窒息之前给我插上呼吸管，这都没关系。但在接受治疗之后还得接受一项测试，这是我在签这份写着"可能导致死亡"的知情同意书时，最为犹豫的一点。

在接受治疗之前、5次治疗之后以及完成治疗之后，我都得接受一次叫作"蒙特利尔认知评估量表"的智力测试。你可能听说过这个测试，这正是医生给唐纳德·特朗普做的那个测试。特朗普还吹嘘自己非常出色地通过了测试，他可真行。他都能认出狮子的轮廓！真是超级聪明。

第六次治疗之前，米基医生把我叫到一间办公室，给我做这次评估测试。不久前，我还跟洛朗开玩笑，说我有多么急切地想开始测试呢。

"我感觉自己在这次测试中得满分才行——如果我没有做好，我觉得你们就有法律义务把我收进精神病院了。"

"别太紧张。今天是星期一，我们只有星期二才会收人进来。"

在布什内尔医生办公室旁边的一个无窗房间里，米基医生坐在一张桌子的另一边。"过了一个周末，你今天感觉怎么样？"他问道，手里拿着几张纸。

"此时此刻，我想吐。"我答道。然后，我意识到米基医生并不怎么熟悉或者习惯我的幽默方式。

"当然不是因为你！我只是特别讨厌测试。而你却逼着我进行测试。你看，你手里正拿着呢，我看到了，就在那儿。不过严格来讲，好像确实是你的原因。或许过段时间我就会原谅你了，或许。总的来说，我感觉非常不错！真难以相信我竟然说了这话，甚至还带着感叹的语气。"

"这么说，你现在的感觉还跟星期六你给我发信息的时候一样？测试的事情真是抱歉。我敢肯定你会答得很好。"

"我现在确实跟上次给你发信息的时候感觉一样，没错。"我向他保证，"我感觉自己重新看见了色彩。这很奇怪。我……我不知道发生了什么。"

"听你这么说真是太好了，真是太好了。"他说。我感觉他可能在回忆治疗之前我们第一次谈话的情形。虽然有布什内尔医生的推荐，他还是认真地评估了一下我是否是这项实验研究的合适人选。在那次谈话中，我几乎没有说话，他尽可能温柔地问我一些试探性的问题，我却连看都没看他一眼。我觉得自己是个好人吗？我觉得自己是个有价值的人吗？我是不是过得不好，是不是觉得生活一团糟？当他问到我孩子的时候，我彻底崩溃了。我哭得太伤心了，甚至得用外套擦去脸上的泪水。他问我是否觉得自己是个好母亲。虽然我知道我已经照顾到了孩子们所有的基本生活需求——食物、衣服、上学、钢琴、睡觉等等，但我真的觉得没有我，她们会过得更好。我知道她们能感觉到我的悲伤。她们怎么可能感受不到呢？

"好的，说回这个测试……"他放下其中一页纸，"我知道你讨厌测试。但我们还是抓紧时间吧。你不要有压力，你肯定会做得很好的。"

跟一个有测试焦虑的人说不要因为测试焦虑，这就好比对一个缺乏安全感的 13 岁小女孩说，不要在乎那个总是在自然课上想起她的帅男孩。她肯定会在乎的，她会执念于此，还会写满整个日记本。我就有一个这样的日记本可以证明。

"我们先不做书写的部分，我先给你读几个单词。过一会儿，在后面测试的时候，我会让你以同样的顺序复述出来，可以吗？"

上大学的时候，我总是为了应付考试死记硬背一些答案，然后考完试立马忘掉。好像考完几分钟就会忘掉。这样做得多了，我的记性都被我毁掉了。打个比方，如果你告诉我你的名字，要是我不把你的名字在脑子里拆分成几个复杂的图表，然后把你的脸跟你的名字胡乱地比较一番——"杰茜卡看起来有些年纪了，可能看过朗·霍华德演的那个《快乐时光》老电视剧，朗·霍华德的女儿布赖斯·达拉斯·霍华德是红头发，看到她，我总是会想起杰茜卡·查斯顿，所以，咻！"——要不是这样，我肯定记不住你的脸，不知道你是谁，也想不起我们是怎样碰面的。抱歉！

我点点头，然后尽最大努力集中注意力。

"卡车。香蕉。小提琴。桌子。绿色。"他一字一顿地说。第一次测试的时候，我没记住"黛西"这个词，虽然这是我祖母的名字，我甚至还考虑过给我女儿也起这个名字呢。真是谢谢这些教授了。

我在脑子里重复着这些单词，努力在这些单词中找出某种联系。这时，米基医生打断我的思路，又开始了下一项测试。

"好的，下一个。你看到这些数字和字母了吧？"他指着我面前的一张纸说，"在 1 和 A 之间连线，然后在 A 和 2 之间连线，然后是 2 和 B，以此类推，一个数字，一个字母，交替着连起来。"

从 1 开始，直到把 5 和 E 连起来就结束了，我觉得这部分不难。我像会数数的小学生一样，很轻松地就完成了。我可是优秀毕业生呢！但谁知道呢？

第二部分是要我照着纸上的图案，画一个 3D 的立方体，得跟纸上印的一模一样才行。高中的时候，我在上课无聊时会在笔记本的边缘画立方体，所以这一部分一点儿都没难住我。不过，我知道自己不能太骄傲了。

因为接下来的一部分，天哪，我得画一个时钟，所有的数字都得按照正确的顺序排列在正确的位置，然后，我还得画出 11 点 10 分。这就意味着我得把时针分针的位置都画对才行。我想了好半天，才弄清楚分针应该在哪里，应该指着哪个方向，另外，由于多年的打字、编辑图片、发信息，我已经完全忘了怎么写字了，所有的数字都写得潦草不堪。等我画完，欣赏我自己的作品的时候，我放下笔说："我敢肯定，有人拉的一坨屎都比我画的这个东西更像时钟，抱歉这话我不得不跟你说。"

他大笑起来，挥了挥手。每当我说出什么不合适的话时，他就会这样。然后是比较有意思的一部分：根据精确具体的轮廓，识别 3 种动物。他首先指着一个长颈鹿的图像，问我能不能告诉他这是什么。

"这真的是测试的内容？"我问他。

他轻声笑道："是的，我们只是想确认你能认出一些最基本的东西。"

"那肯定是只长颈鹿。我在坦桑尼亚游猎的时候近距离看过的，你肯定想了解我这段历史的。我沿着乞力马扎罗山的山脚跑了个半程马拉松呢。好的，现在我住嘴。"

他笑了笑，又指着一只熊。

"那是一只熊。有个有意思的故事，我上七年级的时候，有个老师的名字是巴里杰（Barriger）。她向我们做自我介绍的时候说：'我名字的发音就像一只熊在怒吼，巴（Bear，熊）一里一杰！'我学得像不像？哦，我是在认东西的吧？"

"你学得很像。"他说着，又指向一个河马的轮廓。

"那个是河马，我可以跟你讲很多跟河马有关的好笑的事儿，这些年来有很多人送给我跟河马有关的东西，因为我在文章里写过我在《国家地理》上面看到的一个节目，讲的是南非有一家人收养了一头叫杰茜卡的河马，那头河马就睡在他们的房子里，女主人每晚还给它按摩。当时我觉得自己就想要一头河马当宠物，哪怕这头河马总是会把她的床压塌。不过，我跑题了，米基医生。"

原来人快乐了就会变成个话痨呀。

"好的，现在我给你读 5 个数字，希望你能按照我读的顺序向我复述一遍。准备好了吗？"

"噢，天哪。好了，开始吧。"

他点点头，然后缓慢地读出手里纸上写的数字："2，4，8，5，3。"

我深吸一口气："2，4，8，5，3。"

"好，"他不动声色地说，"现在我给你读 3 个数字，需要你按照相反的顺序读出来。"

"这太难了，我讨厌这题。"

"5，2，7。"他慢慢地说。

"7，2，5。就好像'已经早上 7 点 25 分了，他早该起来做早饭什么的'！"他没搞明白我这话什么意思，我知道他肯定不会知道的，如果你也不明白，那么没关系。很多年前，奥克兰一家新闻媒体上传了一段很流行的视频，里面说有人正在用汽笛改装车上的消声器，这惹怒了另外一些人，他们报警了。采访的时候，有个人说，那些抱怨在大早上听到汽笛声的人早就应该起床，给家人准备早饭了。自从看过这段视频之后，一听到有谁在抱怨，我就会引用这句话，差不多每天说一遍。你花 200 美元剪了一个你不喜欢的发型？你早该起来做早饭了！

接下来的这部分测试，在我第一次做的时候把我难倒了，因为（1）我没有节奏感，（2）我很容易受到惊吓。他会给我读一串字母，大概有 30 个，然后，每当他读到字母 a 的时候，我就得敲一下桌子。第一回测试时，他一读到 f，我就会忍不住抢先敲桌子，因为 f 开头的发音和 a 太像了。有一回，他大声读的是 f，而我忍不住敲了下桌子，我大叫道："我收回！"不过，智力测试的时候，你犯了错是不能收回的。

这一次他大声读出来的一大串字母中，只有 3 个 f，所以我敢肯定我这一部分做得也很出色。

然后，他给我读了两个句子，让我复述。我不记得到底是哪些句子了，但我知道我说对了，因为他笑了，点点头，而且没有做任何记录。虽然我很想不顾及其他人的时间，给自己跳个胜利舞，但他紧接着就开始了下一项。

下面这一项，天哪，这是整个测试中最难的部分——喂，各位，我是英语专业毕业的，而且是个靠写作谋生的作家：我要在一分钟之内，尽可能多地说出我能想到的以 f 开头的单词。我居然没有坐在那里，一遍又一遍地叙述最显眼的那个词（虽然我很想试试），这着实令人惊讶。

我提醒自己，要想说出尽可能多的单词，最好的办法就是从元音入手：以 fa 开头的单词、以 fe 开头的单词、以 fi 开头的单词等等。我记不起自己在一分钟之内说了多少单词，也不知道具体是哪些，但我记得自己说的第一个单词是 fart（放屁）。它是以 fa 开头的！

然后，米基医生让我描述一下火车和自行车之间的相似之处。

"它们都是一种交通工具？"我反问道。

他没有表现出迟疑不决："好的，那尺子和手表之间的相似之处是什么？"

"它们都是用来测量东西的？"

"很好。"他说，坐在椅子上的我放松了下来。然后他跟我说下一项测试："现在你该向我复述一下刚开始我跟你说的那几个单词了，你能跟我说是哪几个单词吗？"

我感觉自己腋下的衬衫已经汗湿了，洛朗 20 分钟前才刚刚夸过我衬衫好看。米基医生读完那几个单词之后，我利用那几秒钟，在脑子里对每个单词都进行了联想。

"好吧，我试试看……"我说，心想着要用自己的记忆能力让他对我刮目相看，"卡车……嗯……香蕉……小提琴……桌子……呃……呃……绿色！绿色！我答对了！我知道是绿色，因为七年级的时候，我坐在一张绿色的桌子前，旁边的朋友拉小提琴——我吹单簧管，却没有她那么受欢迎，虽然这都过去很多年了，但我现在有没有可能比她更厉害？——我知道我七年级最喜欢的甜品是香蕉布丁，另外，我是在南方长大的孩子，所以我对皮卡车还是很熟悉的。咻。"

原来人开心了，真会变成自己的妈妈那样，超级话痨。

每当这个时候，米基医生总是会微笑着包容我，对他的宽容我会永远心怀感激。他的宽容，还有他救我一命的恩情。

最后一部分是让我说出自己的具体地址——位置、城市、州，还有日期、月份、年份以及星期几。这次我不是刚从麻醉中醒来，所以年份我轻松地答对了。我通常都是查看手机或手表来确定今天是几月几日。我真的紧张极了，因为我多花了好几秒才说出正确答案。我能答对，是因为我从圣·帕特里克节——就是我触碰了某个开关的那天——往后又数了 3 天。

我会一直记着这个：幸运日那天成了我有生之年最幸运的一天。

我本想好好跟米基医生解释一下我为什么花了那么长时间才记起这个具体的日期，但转念一想，他已经被我"折磨"得够惨了。后来，米基医生把我面前的纸收走了，跟他手里的放在一起，又理了一下。

"我就说吧，你肯定没问题的。"他说着便站了起来，朝门口走去。就在那时，我突然想起来："糟了，我的团队，整个田纳西州，他们都在等着我呢。"我最讨厌让人等我了，现在我却为了在掌管我生死的医生面前显摆，费尽心思地在香蕉、小提琴、卡车之间建立起一系列复杂的联系，让他们又多等了我足足 20 分钟。

我们刚回到候诊室，护士就过来说他们已经准备好让我进去了。我先看向母亲，她朝我哥哥和姐姐点点头，他俩慢腾腾地站起来。我们一起走进治疗室。我的轮床就在房间的另一边等着我，旁边一群人在忙碌着。我一边往轮床那边走，一边确认了我的名字和出生日期。还没等我开口要温暖的毛毯，一名护士就已经递给我了。我坐在那个薄薄的、皱巴巴的垫子上，突然，一个可怕的念头在我脑子里闪过，我根本无暇多想。这个念头来得太出乎意料，太让我震惊了，所以我问米基医生能不能走近一点儿，我想问问他。他点点头，然后朝我走过来。母亲正在房间另一头安排我们家人在墙边站好。

"会不会……这次治疗会不会抵消前一次治疗的效果？"等到没人能听到的时候，我小声问他，"我可不想再回到上周五之前的生活了。"

他的反应把我吓了一跳。他竟然咧着嘴大笑起来，比平日里笑得更灿烂。这个时候的米基医生就像拿到了大棒棒糖的腼腆小男孩。

"不会的，我可以肯定不会的。"他向我保证，"事实上，治疗的效果，或者应该产生的效果……我们在一遍遍复制的过程，每一次治疗，都只会让你变得更好。我是说，如果还有变得更好的余地。电休克疗法通常包括10~12轮治疗，而我们想要证明，可以在保证副作用更少的前提下，也达到同样的治疗效果。所以每位参与试验的人也要做10轮治疗，这就是其中的原因。如果不能确保治疗效果会增加，我是永远不会推荐你再做一次的。"

我点点头。一名护士过来了，问我能不能躺好，她要用电极片把线固定在我额头上。我看见母亲正用手指着我，好像在跟哥哥和姐姐解释着什么。那天是塔德勒医生值班——谢天谢地是塔德勒医生。有他在，我们总是感觉很安心，这可能是因为他是这项研究的主治麻醉师，也可能是因为第一次进入"深渊"的时候，他就像一位慈爱的父亲那样抓着我的胳膊。每天值班的麻醉师的名字都会写在候诊室外面的白板上。每次我们来，都会暗暗希望上面写着他的名字。要是上面真的写着他的名字，母亲就会高兴地跳起来，还会默不作声地挥舞着拳头，最后还要尴尬地竖起大拇指。天哪，我可真爱她。

麻醉的时候，人总是会记住一些奇奇怪怪的细节。那一回，我记得自己抬头看，没有看到母亲的眼睛。我看到了姐姐的脸，她那张有着美丽轮廓和健康肤色的面容。她的肤色跟我那白得吓人的肤色完全不同，有人甚至会问我们俩是不是亲姐妹，我总是跟人家介绍说她是我的半墨西哥血统的姐姐。我看见她表情凝重，心事重重。这是我在失去意识之前记住的一个细节。然后就是那个空洞。那个深不见底、暗无天日的空洞。那个深渊。

醒来的时候，我使劲儿眨着眼。之前他们用胶带把我的眼皮粘起来了，我感觉睫毛上还有残留的胶。慢慢地，我看到了哥哥的脸。我不记得自己是否说了什么过分的浑话，只记得哥哥看见我在看他，他立马坐直了，一脸严肃地看着我。不过，他倒不是有不友好或责备的意思，只是想让我重视他。

"刚才真是令人难以置信，"他说，"我不知道该怎么用语言形容刚才发生的事情。就是……难以置信。"他轻轻地摇摇头。

"嗨！"我听到右边传来一个熟悉的声音。是克里斯。在每一次治疗的过程中，我都得从一个又一个房间走过，这时能认出来最后一个房间里的人，可真好啊。

"嗨，克里斯！"我回道，"我的名字是希瑟·B.阿姆斯特朗！快你一步！"

"厉害！"他热情洋溢地说道，八成是为了取悦我，"你能告诉我今年是哪一年吗？"

"是 2012 年。"我答道。

继父开始大笑，哥哥也笑了起来。我猜，妈妈肯定提前跟他说了我每次从麻醉中醒来都搞不清年份的笑柄。

"你们笑什么？"我像个醉汉一样笃定地反问道，"今年是 2012

年，这有什么好笑的？我不明白。"

"你确定是 2012 年？"克里斯问道。

我又眨了几次眼，感觉右眼皮上的胶粘住了我的睫毛。是 2012 年啊，我想。这时，就好像有人从深井里扯出来一个个年份一样，2013 年、2014 年、2015 年、2016 年，最后出现了 2017 年。

"为什么我每次都搞错？是 2017 年，真抱歉。"我总是觉得很不好意思，感觉好像给他们的工作添麻烦了。作为一名患者，我只有一件事要做。嗯，其实是两件事：第一，死去；第二，醒来，说对日期。他们怎么没有早早把我给开除了呢？

我还没有问，就有人给我拿来一杯苹果汁。后来我才知道，母亲已经关照了参与治疗的每个人，为的是确保所有我喜欢的、我需要的东西都准备好，一切随叫随到（包括之前的那条温暖的毛毯）。我看见姐姐站在母亲旁边，我发现她的脸有些发红，比平日的褐色多了些暖调。我昏昏沉沉，也没去问为什么。我甚至都不太记得坐进车里，然后沿着蜿蜒的路回家的情景——只记得在哥哥和姐姐离开的时候，我抱了抱他俩，然后就钻进被窝，睡了一个小时。原来一个周末的幸福生活也是挺让人筋疲力尽的。

我醒来的时候，母亲和继父正在客厅里等我。孩子们跟保姆一起在书房。我现在醒了，意识清楚了，突然想起还没怎么好好地忖度哥哥姐姐的反应呢。他们对这个治疗到底是怎么想的？会不会觉得我疯了？他们会不会觉得这是骗人的把戏？

"恰恰相反。"母亲跟我说。

"什么意思？"

"你姐姐，希瑟，你的姐姐，当他们忙着把你连上各种机器的时候，我跟他俩解释到底是怎么回事，医生们是怎么像这个小机器一样互相合作、做好一切准备的。"

"我记得你跟他们说话的时候指着我。"

"嗯，塔德勒医生举起异丙酚，说他要准备开始了。你记得这些吗？"

奇怪的是，我不记得那些，通常我都记得的。我只记得抬头看到了姐姐的脸，看到了她的关切和担忧。

"她看到你进入麻醉，你的胳膊垂下来，然后在你失去意识的整个过程中，她一个字都没说。"

"整个过程？"那可是很长一段时间。我知道我每次从麻醉中醒来的时间都不太一样，但这个时间从头到尾得 75~90 分钟。

"整个过程。"我妈重复道，"其实——她跟我说了，可以把这个告诉你——其实她全程都在哭，默不作声地哭。眼泪就那么从她的眼里滚落下来，直到你自主呼吸的那一刻才停止。"

"我……我不知道该说什么。"

"我知道她什么感受，我跟她说，我们见证的是一件非常神圣的事情，一件关乎信仰的事情。"

"这么说，我这样也算在教堂做礼拜了？"

母亲没有笑，反而目光温柔地看了我一眼："不，远不止这些。在那个房间里的那些人，他们掌管着你的生命，没有什么机器可以告诉他们该给你注射多少异丙酚，该让你进入多深程度的昏迷，或者该让你昏迷多久。他们所有人像一个团队那样一起合作，相互信任，就像你无比信任他们一样。"

这一点我们之前讨论过，我们说过，这个治疗尽管用了那么多机器，却又多么具有"人性"。但是，当姐姐在旁边全程观看的时候，这一切又完全多了另一层深意。她能看到我这个患者看不到的东西。

"想到她自己孩子经历的那些……"说到这里，母亲的声音颤抖起来，"想到那些孩子经历了多少抗争和努力，想到你姐姐度过了多少个无眠的夜晚，担心孩子们能不能挺过去，我知道这对她肯定另有深意：她是一个母亲，她站在那里看到的是我这个母亲陪着我的孩子，满心希望你能够挺过去。你让她对自己孩子的未来充满了希望。"

老天，又是哭泣。这么多的哭泣。想到姐姐经历的种种挣扎，想到她的孩子可能给她打的电话、发的短信，或许就像我给母亲打的电话、发的短信一样，想到这里，我坐在那儿不能自已地哭了起来。这同样的电话和短信，我注定也会从我的孩子那里收到。

"你所经历的这一切都是十分神圣的，希瑟。"母亲重复道，"能够跟你一起在那个房间，能够见证你的勇敢……"

"你真的这样觉得吗？"我透过泪光问道。我一点儿都不觉得自己勇敢。我觉得这是我必须试一试的，为了女儿们我也要试一试。

"妈妈，我别无选择，我必须这么做。不然我能怎样呢？"

"希瑟，"母亲说着，朝我靠近了些，胳膊抵在膝盖上，"这是一次试验。我们得从你父亲那样的人的角度来看待你经历的这一切。"母亲这话说得有理。"你哥哥几乎也是全程都沉默的，他只跟塔德勒医生说了几句话。你知道塔德勒医生怎么跟兰杰说的吗？"

"他说了深渊？"

"是的，他说了。但他还指着监视器说：'你看到这个点了吗？大概到 40 的时候，当患者的大脑到这个状态的时候，我们可以切开它们。'"

"'切开它们'？"我不解地问。

"他是说手术。当麻醉师把患者麻醉到那个状态的时候，他们就可以把患者的身体切开了。他们进入深度昏迷，是不会有任何感觉的。然后他指着监视器的最底端说：'现在我们是要把她的大脑带入更深程度的昏迷。'听他这么说的时候，我们所有人都倒吸了一口凉气。当然，我们心里都明白，但你哥哥用手捂着嘴，难以置信地连连摇头。他们在你身上做的实验，跟在手术中的做法是如此不同。"

我拿过一个大抱枕放在膝盖上，像抱着个泰迪熊那样抱着。为了能够不再有想死的感觉，我竟然愿意这样做。我是多么急切地想摆脱那种感觉啊！我不想再有那种感觉了，为此，我愿意尝试做任何事情。这是勇敢吗？绝望算勇敢吗？

"妈妈，我是太绝望了。你知道我有多绝望。"

"没错，但你坚持住了。你坚持了，你没有放弃，你没有妥协。你是个斗士，你挺过来了。"

"我是挺过来了。"我说，是对母亲的肯定，也是说给我自己听。我在深渊里生活了一年半，而另一个"深渊"把我拯救出来。治疗管用了。

那天晚上晚些时候，我哄马洛睡觉。每天晚上，她读会儿书，我们就关灯，然后我会给她唱4首歌，每晚都是如此。先唱《小星星》《小小蜘蛛》，然后是《小小鼓手》中的一节，《你是我的阳光》中的一节，一遍唱完再来一遍，直到她不想让我唱了为止。她跟她父亲在一起的时候，他是不会给她唱歌的，因为他觉得她已经是个大孩子了，不需要再唱歌了。哪怕她已经25岁了，只要她还想听我给她唱"当乌云密布时，是你让我快乐"，我就肯定还会在她耳边轻声唱，直到她熟睡。不为别的，只因为我是她的母亲。

我关掉马洛房间的灯,从地下室上楼去找利塔,跟她一起看一集《大学生费莉希蒂》。这是我俩每晚睡前的习惯,它让我跟我女儿变得更加亲近,这是其他事情都没法比的。我们每天晚上都会一起看一集电视——最开始看的是《我所谓的生活》,后来就是《大学生费莉希蒂》。这让我们可以聊很多话题,比如爱、堕胎、婚姻、离婚、浪漫,以及大学里备考是怎么回事,等等。(提示:备考会毁掉人的记忆能力,尤其是记不住人的脸和名字。)

上楼的时候,我收到一条短信。我打开手机,看看是谁发来的。屏幕上的长方形弹窗上显示的是"兰杰·汉密尔顿"。我点开,看到下面这条短信:

> 今天对我来说是一次"神圣"的经历。看着你躺在那里,完完全全地沉入"零"的深渊,我作为你的哥哥真是感到无比自豪。你是那么勇敢,那么充满斗志。经历了这么多,现在你已经到达我无法想象的地方。我下面说的这句话,是实实在在发自内心的——在那个房间里,有我们远逝的亲人在看着你。我感觉到了他们的存在,我认出了他们,我十分肯定,他们就和我一样在那里。

我靠在厨房台面上,才稳住自己,没有摔倒。我知道他说的是谁，当布什内尔医生第一次跟我说起这项治疗的时候，我脑子里立马闪现的就是这个人。她的名字是明妮·安·麦奎尔，她是我的曾曾外祖母，我母亲的母亲的母亲。她生了 9 个孩子，两个夭折了。她人生大部分的时间都是在肯塔塞州霍普金斯维尔的一个精神病院度过的。我母亲还有她的兄弟姐妹们总是说，明妮一直深受产后抑郁的折磨，但她的抑郁从未好起来，因为她总是不停地怀孕，而两个孩子的去世更是加深了她的悲伤。

明妮还在世的时候，布恩外婆曾在日记里这样写道：

> 我相信，总有一天我母亲的大脑能好起来，她一定能知道真正的福音，也一定能凭借自己所行的奇事而受到上帝的褒奖。我对她的爱，是语言无法形容的。等到有一天她能头脑清醒地看到这段话时，愿她能像我此刻写下这段话那样快乐。

不幸的是，明妮人生最后的一段日子是在精神病院度过的。1968 年，明妮在精神病院去世。那里的护士跟我外婆说她们都爱明妮，说她是"全院最最贴心最最温和的病人"。布恩外婆曾经说："那个时候没有咨询师，也没有心理医生，不像现在。他们就只会把人送到霍普金斯维尔去，把人关进精神病院。有时候，我母亲一连好几个小时就那么坐着发呆，她看起来是在思索什么。有的时候，她看起来毫无感情。有的时候，她会暴躁起来。她总是记不起事儿。"

当得知有这么一个治疗时，我脑子里瞬间产生一个念头：我会不会最后也死在医院里？虽然这项治疗让我的内心燃起了一丝丝希望，但一想到我是明妮·安·麦奎尔的后代中疯得最厉害的那一个，我心里还是忍不住惊恐。最疯的那个人肯定是我，毫无意外。希瑟，那个最糟糕的家伙。

正因为有明妮的存在，我才每次在抑郁无情来袭的时候，都无比拼命地挣扎着好起来。以前没有咨询师，没有心理医生，不像现在。她没能得到我得到的这些关心和帮助，她走了，永远没有机会了。跟她被关在精神病院几十年的遭遇相比，我这 18 个月的绝望又算得什么呢？在那一刻，这种种的念头朝我涌来，我想到我被给予第二次生命的机会，而且成功了。如果这位远逝的亲人真的曾在那个房间里看着我，那么我想让她知道的是，每天晚上我伸手去拿药丸的时候我都会想到她，我都会想自己能有药物的帮助是多么幸运啊！她留给我的是藏在我骨子里不认输的斗志，是一位母亲为了自己两个年幼女儿坚持到底的决心。

十七 / 心灵的密室

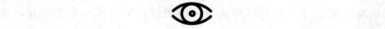

第六次和第七次治疗，我几乎没什么印象，只记得母亲想在实验结束之前，邀请父亲和继母也过来观看一次。我介不介意他俩在那个房间里呢？我觉得倒没什么好介意的，只是觉得诊所的人心里会嘀咕，难道她真的把整个南方州都带来了？平心而论，继母有时候可以在无意之间就说出让人哈哈大笑的话来，好吧，不是有的时候，而是总是这样。我对她最初的印象是在他们家的客厅里，在田纳西州的阿灵顿。当时我正在看一个早间新闻节目，她从客厅里走过，看见布莱恩特·冈贝尔在采访某个电影明星，便说："知道吗？他看起来就像牛奶巧克力，我都有点儿想吃他一口。"她说这话，不是开玩笑，也不是为了讽刺，这就是她觉得有必要大声说出口的一句直白的话。她这一点，我很喜欢。

　　我仍然坚持在那家非营利机构兼职，尽管它成了我焦虑的主要源头。第六次治疗之后的第二天，我看到手机上显示我老板的名字，瞬间我感觉我的上半身被一股强大的焦虑感牢牢地抓住了。这次治疗虽然治好了我想死的毛病，但抑郁的副作用——条件反射似的焦虑依然是我要学会应对的问题。

当我感觉那股强烈的情绪来袭时，我立马给我的心理医生打电话预约了一次见面。我需要更多的外界支持，帮助我离开那份工作。应对焦虑就意味着我要学会说"不"，意味着我要跟别人起冲突，意味着我要彻底扭转某些一辈子的行为习惯。我如果辞去那份工作，就除掉了生活中最大的压力来源。关于这一点，我非常清楚。我之前试着说过一回辞职的事，但被老板说服放弃了。还记得吧，哪怕你在我的饭碗里撒尿，我都会跟你道歉，因为我会想，你之所以这么做，是因为生活中有让你非常恼火的东西，而我会因此为你感到非常难过，你这个可怜的家伙。一连好几个星期，心理医生都没空见我。不过没关系，反正我还要死 4 次呢。我可是一分钟都不会无聊的。

等第七次治疗开始的时候，我已经禁食 18 个多小时了。早知道我们到了之后还要再等一小时，那天上午我就多灌点儿水了。幸运的是，星期三那天值班的抽血医生是莫莉。不幸的是，白板上写的麻醉医生是第四次治疗的那个医生，就是他一直放任我的眼睛全程睁着不管的，而这一点让我母亲彻底无法忍受。我告诉莫莉我脱水可能有点儿太严重了，因为我已经太长时间没喝水了。

母亲正一个个地安排电休克疗法中心的人，确保他们每个人都知道要把我的眼睛用胶布粘上，甚至无关的人也跟人家说了。

正当我和莫莉因为"我身边乱飞的蝙蝠"那个笑话而开怀大笑的时候，布什内尔医生从房间的一角探出脑袋来。

"我就猜我听到的是你的笑！"他满脸笑容地说道。

"嗨！"我跟他打招呼。当时我们还没开始扎针呢，所以我站起来给他一个拥抱，他也回我一个拥抱。

我坐下来，他也在门口的一把椅子上坐下来，手托着下巴，一脸沉思状。他说："听说你星期六给米基医生发短信了。希望你不介意他把这事跟我说了。"

"肯定不会！"我脱口而出，"我是说，我都想给全世界的人发短信，但我想还是先给他发吧。"

"他很高兴你跟他联系了。"

"是吗？太好了。我本不想周末打扰他的，但我感觉自己发生了非常重大的变化，我觉得有必要告诉他一声。"

"你跟他说了，这很好。这本来就没什么规矩不规矩的。"然后他笑了起来，"这一切都是我们边走边定的。"

"这样可不好吧。"我默契地回道。我跟布什内尔医生拥有同样的幽默感，所以我必须跟他说一下有关我性生活的笑话。"你知道吗？每次扎针之前询问服药情况的时候，我都得跟人家说我不记得上次吃呋喃妥因是什么时候了，意思就是说，我不记得自己上次有性生活是什么时候。现在，这里所有人都知道我没有性生活。不仅如此，我还一点儿都不觉得这有什么好尴尬或者不舒服的。"

他咯咯地笑了起来，我知道他肯定会好心安慰我的："希瑟，就凭你现在这么热情洋溢，这么说吧，如果下次你来的时候，手机里塞满了主动投怀送抱的男人的照片，那么我也是一点儿都不觉得惊奇的。"

布什内尔医生望向莫莉："现在你知道我们为啥相处得这么好了吧？"

莫莉点点头，笑了。我没跟他俩说，在经过这么长时间之后，我其实还亲了一个人呢，我觉得他俩可能不会明白这对我有多么重要。虽然严格来讲那次根本算不上约会，但我没有想要逃离的念头，我愿意待在别人旁边了。他没有让我感觉想死。而且，几天过去了，那次亲吻的感觉依然在，即便这只是因为它让我感觉充满了希望。

"你们继续忙吧，"布什内尔医生说着便站了起来，"我只是听到你的声音了，忍不住过来跟你打个招呼。看到你现在这个样子，可真好。"他从我旁边走过，捏了一下我左边的肩膀，然后离开了这个房间。

　　大概一个半小时之后——在经历了轮床、温暖的毛毯、电极片、那一大瓶异丙酚，还有我母亲不停地叮嘱人家"你们一定要把她的眼睛粘上，好吧"的声音——我醒来了，眨了几次眼才能看清楚。我大声叫道："我妈妈嫁给了撒旦，等下回他来的时候你们就明白我妈妈为什么要跟他离婚了。"

　　我母亲一再确认我没什么事。后来，我说对了名字，然后很自信地跟医生说今年是 1979 年。时至今日，我们已经习惯了每次都要有这个尴尬的回合，这都成了一个传统了，已经跟麻醉一样成了这次治疗的一部分。我的脑子里闪过一个个数字，然后我突然意识到，噢，等下，今年是 2017 年。

　　当我从"醉酒"的状态中醒来的时候，我看向继父，他坐在我左边。

　　"罗布，我不敢相信我刚才竟然那样说我父亲。下回我父亲来的时候，请一定记得除了把我的眼睛粘上，把我的嘴巴也粘上。噢，老天爷啊。"

　　"你开玩笑呢吧？下回我肯定要站在你旁边，拿着小棍儿戳着你让你说呢。"

　　傍晚，我父母离开了。马洛跟着琳赛一起在写作业，利塔在练习弹琴。我坐下来，输入计算机的密码。我打开工作用的邮箱账号，点开"写信"的红色按钮。我没有填收件人，也没有填主题，就直接跳到正文。

嗨！你好，我还是想当面跟你说的，但我觉得有必
要提前给你说一下，我最近经历了一些非常沉重却很重
要的事情。这改变了我生活的轨迹。从这个月到4月底，
我还可以继续提供咨询，但4月之后，我得做些其他的事
情了，为了我自己的精神健康，也为了我的家人。虽然
上次跟你说要离开的时候，我被你劝动了，但这次我是
真的要做出改变了。你知道我很喜欢这份工作，也真诚
地相信我们这个组织的使命。我很欣赏同事们身上表现
出的专业精神和团队精神，你手下的员工都是得力干将，
真真正正地为改善动物福祉而努力。感谢你让我成为其
中的一员。我很愿意咱们约个时间，坐下来好好谈一谈，
所以，请跟我说下你什么时间合适。

只剩下三次治疗了，所以我想写下一些东西。眼看着这项研
究马上就要结束了，我内心有一种紧迫感。这和惊慌或焦虑的那
种紧迫感完全不是一回事。它让我觉得自己有力量开始做出必要
的改变。趁着此刻我身体的每寸肌肤都充满了光明的劲儿。我闭
上眼，想象着接下来的一周在我眼前一一展开。有句老话是这么

说的："今天是你余生的第一天。"每当有人满脸真诚地这样说的时候，我都想拿个耙子搂他们一下。我们都知道今天是余生的第一天，但这并不意味着折磨着我们、让我们痛苦的问题会自然而然地消失。

但当我坐在电脑桌前，写下一封离职的提前通知邮件给我老板的时候——这封邮件发出去就意味着我不再有稳定的薪水，也意味着我不用再年年月月地赶着付账单——那时，我感觉这是我生命的第二次机会。这是一个多么光辉灿烂的礼物啊。刚开始一想到不再有薪水，我连着好几个月都焦虑得不得了，不过，如今这个想法不会再让我感到害怕了。它已经无法掌控我了。它甚至已经不是我会考虑的一件事情了。

我不会浪费这个礼物的。

我把邮件保存了草稿，想着等到第二天早上重新看一遍。第二天是星期四。我把两个孩子送去学校，一个送去中学，一个送去小学，来回一共一个小时，我听着音乐，美妙绝伦的音乐。回来后，我坐在桌子前，又读了一遍那封草稿。我一个字没改，在收件人一栏填进老板的邮箱地址，然后在标题栏写上"3 月和 4 月"。

当我点击"发送"的时候，我感觉内心一阵潮热。原来我不需要梅尔的帮助。我自己主动选择了冲突的角色。

这是我余生的开始。

***

　第二天早上，在距离出发去电休克疗法中心进行第八次治疗还有 20 分钟的时候，父亲和继母出现在我家门口。一个月前他们帮我搬家，却没来得及参观这个房子，现在他们想看一看。当然，母亲和继父早就到了。我父母、继父、继母相处得还不错，但当我们 5 个人同处一个房间的时候，总会让人感觉有一种莫名的紧张。这紧张源于对生活的根本不同的看法。虽然他们 4 个都信奉摩门教，都保守得不行，但父亲和继母更看重礼节和形式。不是说这种生活观不好，只是跟母亲和继父的观念不一样。如果马洛在继父面前放个屁，哪怕她用手捂着自己的屁股，假装把屁抓住，那么我也不会担心自己会受到批判。我没教过她那样干，不过我倒希望这是我的功劳。但如果她是在我父亲面前这么干呢？那么我肯定会赶紧把她撵出去。跟母亲一起聚餐的时候，我们用的是纸盘子。但如果是在父亲家，那么肯定用的是熨得齐齐整整的布餐巾。

　等他俩四处逛了一圈，看了一遍地下室里我和马洛的房间、利塔的房间，还有客厅旁边我的办公室，每个房间都没落下，我们又闲聊了一阵。这是到目前为止我们住过的最小的房子。我们曾经还买过一个 1.2 万平方英尺的大房子，我一直都觉得那是我婚姻终结的开始。我可以告诉大家一个秘密：大房子换不来幸福。知道它可能换来什么吗？离婚啊！眼下这个房子小小的，不过令人惊讶的是，它竟然非常舒适。我们刚搬过来没多久，利塔就已经说了，说她从来没有这么有家的感觉。我深表赞同。

　　要出发了，父亲和继母自己开车，跟在我们后头。我跟往常一样爬进小货车的后座，坐在母亲身后的座位上，系好安全带，像个飞行员。我们沿着蜿蜒的道路一路往电休克疗法中心开去，我强迫自己记住沿途的每一种气味，每一个景象，还有货车的每一个动作。我记得阳光透过车窗膜照进车里的角度，记得我们来回经过的施工现场的声音。我知道，等过了几年，我依然会记得这里的楼房拔地而起的经过，会猜想住在这里的人过着怎样的生活。他们不知道我从这里经过了 10 趟，不知道我在获得新生的路途中，看过这里的电钻和钢梁。当处在人生的转折点时，人们总会冒出各种奇奇怪怪的想法。我知道这就是改变我命运的时刻，所以每个瞬间我都不想错过。

　　我会永远记得开上弯曲的虹彩路时，车子转弯时的摆动。那里那个小小的停车场上，停满了来进行电休克疗法治疗的患者的车。我会永远记得推拉门打开的声音，记得我一脚踏进阳光，任凭阳光在我脸上恣意流淌，还有旁边发电机发出的"嗡嗡"声，似乎在欢迎我们的到来。这些细节非常清晰地印在我的脑子里，就像你爬上山顶喊出胜利的声音时，山谷那边传来的回响一样。

　　每次我们走进电休克疗法中心的大门时，我都会看一眼大镜子里我们的样子。那天我笑了，我注意到每经过一次治疗，我都会变得干净一点儿，也越来越时髦了。那天我洗了澡，穿上了我最喜欢的一条牛仔裤，裤子右边膝盖上有一个小洞，左边有一个咧着嘴的大洞。我父亲心里指不定会怎么犯嘀咕呢，为什么明明我跟他说这是对我非常重要的一件事，怎么我还穿得这么邋遢。他永远不会明白这条牛仔裤对我的意义。在过去的 18 个月里，我一直不敢穿这条裤子，因为根本穿不上。对一个整个高中和大学时期一直害怕食物、害怕吃饭的女人来说，这种痛苦简直难以想象。我每走一步，都能看见左边的膝盖从张开的洞露出来。这么重要的场合，穿这条裤子真是太合适不过了。

　　他们 4 个在候诊室里坐下了，我去挂号，跟格雷格闲聊了几句。洛朗又夸我穿得好看。格雷格说，他们今天有一点儿延后，但不会太晚，所以需要我们再等至少 20 分钟。我扫了一眼候诊室，那天的人有点儿多。当我看到其他患者以及陪同家属的脸时，我想，**很好。我很高兴我们得再等一等。这样父亲就不得不坐下来面对精神病的现实，以及它给人的生活带来的灾难。**

　　我敢肯定，这会让他印象深刻。在前五次治疗的时候，如果候诊室里的陌生人看我的脸，还有我空洞的眼神，我敢肯定他们会觉得我就像个死人。不管你再怎么涂脂抹粉，哪怕戴个帽子，也难掩真正想死的决心。哪怕不相信有抑郁这回事的人，如果坐在那个房间里，他们也能看到我母亲和继父脸上的那种表情。那表情写满了绝望和痛苦，18个月的痛苦已经刻进我们3个人的脸庞。我坐在那里等的时候，也在其他患者的脸上见过类似的表情。现在就有几个这样的人坐在候诊室，就在父亲和继母的旁边。他俩尽量避免跟任何人对视。

我坐在母亲旁边，靠过去小声跟她说："扎针之前我们还得再等20分钟。我倒希望今天能有个突然闯进来的患者。"她低声笑了起来，很清楚我说的是什么。

跟往常一样，候诊室的电视正在转播家庭频道。我们5个人一起看了一个讲大理石台面的节目。

通常我们会讨论一下家里的事情，但那天谁都没怎么说话。不过话说回来，我们家里发生的最大的事情就是抑郁，而此刻我们都坐在那个候诊室里，周围坐满了脸上尽是抑郁、绝望和无助表情的人，所以我们都礼貌地盯着电视。终于，他们叫我进去扎针了。20分钟后，我回来了。我跟母亲点点头，示意她这回又扎了不止两次才扎进血管里。然后，我把自己胳膊的瘀青给父亲看。

"哇哦，小羽毛！"父亲一个趔趄，吃惊地叫道。他歪着脑袋，透过自己的眼镜使劲儿看。他抓住我的胳膊，上面还用胶布粘着那个针头。"这肯定很疼吧。你这是跟谁打了一架吗？"他笑道。

"这个针跟平时用的针不一样。"我跟他解释，"这个针更大，更难扎。所有的抽血医生都在慢慢习惯这个针，我就是他们用来练习的人模。"

"他们就不能在真的人模身上练习吗？"继母问道。

"这个，我猜要是真的人模身上有血管，他们倒是可以试试。"我说，"扎针是疼，但跟整个治疗相比，这真的算不上什么。所以我也没什么好抱怨的，尤其是跟我之前的经历相比。"

这时，一名护士从门口伸进来一个脑袋，问我们准备好了没有。往常的这个时候，候诊室基本上都没人了。我也很好奇为什么那天有那么多人留下来：等结果？等材料？还是等着出院？

半个田纳西州护送着我走进那个房间，我的轮床正在那里等着我。我按照所有的程序，先是确认自己的名字和出生日期，欣然地接过一名护士递给我的温暖的毛毯，然后我坐在那个薄薄的床垫上。我抬起头，看见父亲和继母在我正对面的那个墙边坐下，母亲和继父坐在我左边的墙边。我躺下，把腿也放在床垫上。我看了一眼父亲，看见他两臂交叉着放在胸前。继母端正地坐在椅子的边缘。这时，继母开始问我母亲一些问题，因为医生们正在整理各种瓶子、线和文件，我没怎么听清她们在说什么。

整个流程我已经烂熟于心，我不再尝试去抵抗麻醉药的效果了。我知道我肯定会立马失去意识，我根本不是它的对手。我只记得异丙酚的瓶子，那个装着乳白色液体的大管子，还有母亲温柔的表情，然后我就进入了空洞的状态。没错，我的心仍然在跳动，但母亲说，她把我继母带到监视器跟前，跟她解释那个让我的大脑活动停止的深渊在哪里。有朋友问我有没有看到什么东西——或许有一束光、一个隧道，或者某种似梦非梦的感觉——我总是回答没有。我什么都没看见。那里只有黑暗的空洞。他们把巨大的呼吸管插进我的喉咙，把我的身体从轮床上抬起来，好快速准确地插进去，整个过程我没有丝毫的感觉，这足以说明那空洞到底有多深。

我眨眨眼，模模糊糊地看见父亲脸上挂着的眼镜。在恢复室的时候，他就坐在我旁边。多年修炼的克制使我那次醒来的时候保持沉默。我在"醉酒"的状态中一个字都没说，而是急切地想要看清楚。母亲站在一名护士旁边，就在远处墙边的小冰箱那里，继母站在父亲旁边。她一只手抓着自己毛衣的领子，一脸疑惑不解的样子。父亲面无表情，但这说明不了什么：面无表情就是他的常态表情。继父坐在克里斯旁边。我往他们那边看的时候，继父朝我笑了笑。这笑容多么真诚，多么熟悉，多么令人心安。

"嗨，很高兴你醒了。"克里斯朝我稍微倾斜了点儿身子说道。我点点头。

"你能告诉我你的名字吗？"

"我是希瑟·B. 阿姆斯特朗。"我说得很清楚。为了父亲，我在努力做得更好。

"很好，"克里斯说，"现在，能跟我说一下今年是哪一年吗？"

我低头看着毛毯，研究起毛毯垂在我脚边的形状来了。"今年是 1979 年。"我说，心想着我都答对了，父亲肯定会印象深刻的。

"你需要再考虑一下吗？"他问。

噢，天哪。我答错了？我越是努力去想，越觉得今年是 1979 年。

"就是 1979 年吧。"我说。

继父又笑了，这次把头低了下去。然后，一切都想起来了。每次从麻醉中醒来，我都说错。慢慢地，各个数字开始朝我奔涌而来。不是 1993 年，不是的。那年是我高中毕业。那 1997 年？那年是大学毕业。那么，2004 年……2007 年……2009 年……2012 年！

"是 2012 年吗？"我问。

"接近了。"克里斯说。

我闭上眼，瞬间回忆起自己的前半生。2017 年！天哪，怎么就这么难？

"2017 年。对不起，我不知道怎么总是想不起来这个数字。"

我跟克里斯说。我不喜欢他得这么费劲才能从我嘴里抠出来正确的答案。

　　一个我不认识的护士走过来，递给我一杯苹果汁，我一饮而尽。她问我需不需要再来一杯，我点点头。那个时候，我多么希望父亲能说句话呀，随便什么话都行。但他一直沉默着，一动不动。突然，我只想爬进那个小货车的后座里。他已经看见我母亲一遍遍目睹的情形。他知道我想让他在那里，是因为母亲，是因为这给母亲造成的压力。他已经看见我的身体瘫软下去，已经看见他的乖女儿几乎死在了台子上。他的沉默跟姐姐的沉默所代表的东西截然不同。

　　几分钟后，我感觉自己能站起来了。我把腿从轮床上放下来，好让继父帮我。他确认好我已经能平衡好了，才开始往走廊那边走去。我们5个人，我的南方团队，一言不发地穿过走廊，往出口走去。父亲依然什么都没说。当我们走到外面明媚的阳光下，站在停车场的黑色人行道上时，父亲快速地抱了我一下，跟继父说开车小心点儿，仅此而已。继父拉开巨大的车门，让我爬到里面去。他扶着我的胳膊，免得我绊倒了。是这个男人，很显然，最爱我的是这个男人。为了这次治疗，为了我，这个人牺牲了自己那么多的时间和精力。他的牺牲是为了我。成年后的我，一直在为我生命中的男人牺牲自己，而此刻支撑着我的人却是他，而他不求任何回报。

　　当他关上我身后的车门时，我突然想起 16 岁生日的时候，父母给我买了一辆 1979 年产的达特桑 510 汽车。车是灰色的，两开门，手动挡。当他们给我这个惊喜的时候，我心里其实挺矛盾的。一方面，我觉得，**天哪，他们给我买了辆车！**而另一方面，我却觉得，**老天爷，这就好像踩到了蟑螂，然后用装着狗便便的袋子把蟑螂从鞋底上擦掉一样恶心。**父亲开车带我到几英里外的一个大停车场，教我怎么开这个玩意，因为我根本不知道手动挡是什么。

　　显然，父亲觉得会开手动挡是一个人天生就该具有的本领。我们每个人从妈妈肚子里出来就会呼吸，会吃奶，会换到三挡。在跟我解释如何发动车子、如何换挡的时候，父亲有些咄咄逼人，急吼吼的，而我总是不停地熄火，车子却一动都不动。我就是开不动这个破玩意儿，就是搞不明白让这个机器运转起来的办法。所有的一切都说不通。我越是熄火，父亲越是气恼，然后车子熄火的次数越多。

　　等他开车送我回家的时候，我直接回到自己的房间里，捂着枕头哭去了。一个小时后，继父过来敲我房间的门，问我能不能让他试试来教教我。他说，我们在小区附近兜几个圈子就好。继父这么说的时候语气非常温柔，甚至使我想学会开车的愿望战胜了躲避困难的本性——凡是我没法做到最好的事情，我一律避开。

他开车带我来到一条道路的尽头，这样，我就不用在斜坡上学习换挡了。我系好安全带，握住方向盘。他说："踩油门的时候，慢慢地松开离合，尽量慢慢地来。你能感觉到的。"

"但是……"我疑惑不解地说，"我爸爸说如果不赶紧松开离合，离合会磨损得非常快，他可不愿意再去换个离合。"

继父大笑起来："是的，那得过了好多好多年，离合才会有磨损。发动的时候慢慢松开离合，这完全没问题。"

我点着火，左脚把离合尽量踩到底，然后右脚放在油门上。我屏住呼吸。当我轻轻松开离合的时候，我感觉车子发动了，凭着直觉，我就知道什么时候可以完全松开离合了。就这么简单，我开窍了。过了几百码，我换到二挡，又过了几百码，我换到三挡。我们围着小区开了大概 15 分钟，我一次都没有熄火。一切都清楚明白。慢慢松离合，这就是秘诀。

我们兄弟姐妹几个总是拿这个事情开玩笑。他们俩都是在父亲的指导下学会开自动挡的。怎么说呢，他们的经历跟我的经历很相似，只不过哥哥的经历最糟糕，就像他和父亲之间的关系最糟糕一样。甚至连母亲也是师从父亲的，她被父亲的暴脾气吓得直到二十好几才学会开车，才拿到驾照。后来她跟我说，当父亲开车带我到那个大停车场学开车的时候，她多想伸手把我救出来。但这是他的事情，他是我们的父亲，他要教自己的孩子学开车。

当继父开车驶出电休克疗法中心的停车场时，我不禁想到那次经历像极了最近 3 个星期发生的一切。他有足够的耐心，允许我慢慢地松离合。我知道，即便多年以前我熄火了，他也不会恼怒，不会生气，更不会说我天生无用。他会很有耐心，就像在电休克疗法中心他坐那么多个小时陪着我一样。在候诊室里，在我躺着的轮床边上，他一直坐在我旁边，等我重新活过来。这个男人给予我的爱和耐心，是我以前从未拥有的，甚至连我在谈恋爱的时候也没遇到过。眼前这个男人一直给予我支持，而我不仅不会因为多年建立起来的一切靠自己的骄傲对这种支持有抵触，相反，我非常高兴能感受到有他的支持为伴。

"她一直说个不停。"坐在前排的母亲突然大声说。

"谁啊？"我问。

"你继母呗。你昏迷的时候，她全程没有住嘴。"

"她都说了些什么？"

"她总是问东问西的。这个东西是干吗的？那个声音怎么没有了？那个显示器上的线代表啥意思？他们为什么要用那根线？"

"那我爸呢？我昏迷的时候，他说什么了没有？"我问道，心里直打鼓。

继父摇了摇头："他坐在那里，胳膊交叉着放在胸前，全程都是那样，一动没动，一句话没说。"

"我真希望她能住嘴，希望她能好好去理解自己看到的这一切，哪怕只花一分钟也行，"母亲继续说道，"好好地去感受每次看你进入深渊时我们的感受。但是，他们就好像在看一个他们不太明白的什么无聊演示似的。"

"他们把呼吸管放进去的时候，吓到她没？吓到我爸爸没？"

"吓到了，她吓了一跳。她问为什么他们对你那么'凶'，我当时怎么说的来着。我说：'**因为他们已经把她麻醉得大脑完全停止活动了，她已经无法自主呼吸了！**她大脑活动停止得太快了！'这跟你哥哥和姐姐来的那次可真是不一样，真是完全不一样。"

"不过，我们都知道可能会这样的，对吧？"我问道，眼睛望向窗外。我欣赏着远处群山与天空交接的美丽线条。

"我只是觉得，如果他们看到了，起码还是能理解一点儿。不过，他们可能真的理解一点儿了呢。周末我再跟他们聊聊。不过，倒真有一件事……"母亲支支吾吾地说。

"什么？"我问。

"你醒来之前，他就那样抚摸着你的额头。"

"慢着，你说什么？"我不记得有谁抚摸我额头。

"你父亲，他们把你推进恢复室的时候，他就坐在你旁边。他大拇指一直轻轻抚摸着你的额头，整整一个小时，直到你醒。你不记得这个？"她问。

我摇摇头。我一丁点儿都不记得。我简直难以相信。

"他什么都没说，但看起来他似乎在回忆你小时候的事情。他脸上的表情告诉我就是那样的。可能，他不知道该怎么回应这一切，他只知道应该用某种方式去安慰你。"

或许，他也记得让我坐在他肩膀上，然后让我伸手够树叶的情景。或许，那是他用自己的方式在说："我不理解这一切，但我在这儿陪着你。"

那天晚上，哥哥给妈妈打电话，跟她说父亲和继母到他那边吃晚饭了。继母一晚上都不住嘴地说她因为见到的一切而担忧不已。希瑟为什么要做这些？这让我母亲感到很难过，有些后悔邀请他们进入我们神圣的领地了。这感觉就像受到了侵犯一样。

我没有亲眼看到这一切。当我醒来的时候，我只感觉到一种距离感。我感觉需要安慰一下母亲。我们本希望这能让他们睁开眼，我们满心期待地邀请他们过来。但现在我们心里已经非常清楚，我们肯定不会跟他们说我们的挣扎了，更不会说孩子们的挣扎了。在我们家，仅仅能够认清抑郁的征兆和症状已经远远不够了。我们没必要跟质疑我们的遭遇是否真实的人再纠缠什么。

那次治疗完回到家里的时候，孩子们正在屋里看电影。星期五她们放学早。利塔立马把电影暂停，跳起来，跑过来拥抱我。

"你需不需要我们安静一点儿，让你去睡一会儿？"她问。

奇怪的是，我不觉得累。于是，我摇摇头。她又跑回到沙发那里。我转头看向继父，他已经跟着进来了。没必要再让他们留下来了，我占用他们的时间已经够多了，再多一分钟我都不想。我跟他们说我很好，他们可以回家了。然后我走上前，好好地抱了抱继父，就好像从来没有拥抱过他一样。当然，以前我们见面也会拥抱。母亲和继父已经结婚30多年了，我们拥抱了很多很多次。但现在不一样，好像就是从这次治疗开始。我爱我爸爸，这一点没必要多说什么。在金钱方面，他从来没有逃避过，总是协助母亲来帮助我们，帮助他的孩子。他完全做到了对我们应尽的义务，是一位合格的父亲。我知道他爱我们。但现在，我知道有另一种形式的父爱，继父会无视我们之间数不清的分歧而依然爱我，他会为我付出自己，他会出现，会一直在，会理解，会相信，会在我毫无意识地躺在轮床上的时候，珍视那些默默流逝的瞬间——她什么时候能再次自主呼吸？她还能自主呼吸吗？他会开车送我去那里，然后开车送我回家，一次又一次，一次不落。这跟任何人给予我的爱都不同。

继父见证了我的电话给母亲带来了多大的情绪波动，他看见了我的治疗给母亲的身体带来了多大的折磨。但他从未怪过我，星期一的时候，他还会再来，让这一切再来一遍。我多拥抱了他一会儿，然后我后退一步，直直地看着他的眼睛。

"我爱你，罗布。谢谢你，谢谢你给予我的一切。你是一个多么棒的父亲。"

十八 / 星期日的恐慌

那个周末，我和女儿一起窝在我们小小的家里。已经连续下了两天的雨，这在犹他州这个半干旱的地方确实挺罕见的。这里不常下雨，就算下通常也是哗啦啦一阵子，下不久的，有时候雨下着下着就变成了暴风雪。虽然我很高兴这雨没有变成雪，但是跟一个感到无聊的 7 岁女孩，还有一个情绪变化无常的 13 岁女孩困在一处，那可真是检验我还想不想死的最好的办法。还有一只总是坐在门口，一刮风就狂叫的狗——它那叫声太刺耳了，搞得我脊背一阵阵发紧——突然，我又开始希望自己能躺在轮床上，两眼盯着那瓶异丙酚了。

在我抑郁的那 18 个月里，星期日成了一周里最糟糕的日子。我们老板对整个团队有个明确的要求，让我们用文档记录手里项目的进度。他需要我们上交一份对所做工作的详细、具体的反思，而且星期一一早就要交给他。我每周都要更新一遍那个文档，这更让我感觉工作可恶了。星期六一结束，当孩子们回到家里，喧闹的下午又开始的时候，我会突然发觉我还没有更新那个文档。我匆忙记下几笔，晚点儿再好好写。

星期日早上醒来，我首先想到的就是那个文档的事儿，然后我会想到要重新开始一周的生活了，又要开始做"所有必须做的事情"。

这个星期日我醒来的时候，再一次想到那个文档，虽然我已经发出了离职通知。不过，这种感觉恰恰证明我做出的决定是正确的。我必须把这个"癌"一样的东西从我的生活中剔除掉，然后才能开始想怎样对付焦虑。我想到还有最后两次治疗，想到我还要再饿自己两回。幸好，这样时不时地来一次禁食，反倒降低了我的食欲。不过，我可以证明，连续近 20 个小时不吃东西可不是什么好玩儿的事儿。

利塔醒了，这个青少年的情绪还是很不好，到下午的时候，马洛也感觉无聊到了极点。我勉强支撑着，脑子里闪现着各种疯狂的想法，这时，我觉得我需要写下来。不知道为什么，写东西可以让我安静下来，而那天让我恐慌的一个原因是，我的网站就要重新开通了。我必须重新开始写东西。在几个月前的一次心理咨询中，梅尔让我认识到，这十多年来我一直在借助自己的博客梳理自己的感情。写作是化解疑惑和沮丧情绪的良方。这次抑郁发作，一定程度上也是因为少了这个情绪宣泄的出口。我必须重新开始写作，而有人看我写的东西一直是我最大的动力。

我说服利塔陪马洛玩一会儿《我的世界》——"说服"就是给她钱，我坐在厨房的台面那里给母亲发短信：

> 我知道你可能晚点儿才能看到，但我必须先写下来，这对我有帮助。马洛的无聊和沮丧对我来说是巨大的刺激。她"没什么事情做"的时候，就会有极大的情绪波动。利塔也是筋疲力尽的样子，一脸怨气。我既要在她俩的情绪面前保持镇静，尽量周全，脑子里还要想着这周需要做的工作，我真的觉得孤单极了。这一切太让人害怕了。这是我焦虑的根源。难道我命中就该做一个全职工作的单身妈妈？我感觉这可能就是我的命，这样一想，我觉得自己要做的还有很多很多。我现在只是在试着解释我为何会为即将到来的一周感到焦虑。星期一和星期三我要节食，星期五我要开通网站，与此同时，我还要做着另一份全职工作。另外还要管着两个总是易怒、觉得无聊的小孩。看吧，这一星期一次的星期日恐慌来了。

10分钟之后，母亲回信了：

作为一个单身妈妈，你身上的担子太过沉重了。我和罗布刚从教堂开车回家，6点我们应该就吃完晚饭了。6点之后咱们再聊。还有，星期二晚上我们会过来，帮你洗完衣服，然后带两个孩子去吃福乐鸡。你别跟我争论。就这样。

在结尾，她跟往常一样用一颗蓝色的爱心签名。她选蓝色，是因为那是我母校杨百翰大学的官方颜色。

6点30分，我给母亲打电话，窗外的雨敲打着前廊的遮阳篷，滴答作响。我刚刚在那个文档上补了整整两页单倍行距的内容，详细描述了我最近为那个非营利机构做的工作。这些工作是我在治疗前后的空当穿插着完成的，我把那份文档发给我的老板。解脱的感觉几乎让我狂喜不已。这次是搞定了。我只要再做4遍就可以了。然后，我再找点儿别的事情抓狂。

我又说了一遍让我焦虑的原因，母亲听着。在我说的时候，我意识我感觉到的焦虑都源于事情的急迫，而非因为悲伤。没错，我是感到应接不暇，但没有感到绝望。早上我还把碗盘从洗碗机里拿了出来，也没有觉得这能累断我一只手。我还跟母亲说："我真的难以相信，以前我怎么一想到要把碗盘再从洗碗机里拿出来，就会觉得无比绝望呢？以前我真觉得这个事情可以毁掉我。听起来虽然很蠢，但我确实是这种感觉。那感觉可以把我吞噬掉。现在，我摆脱了那种感觉，我看见一件简单的家务活也不会立马陷入绝望的深渊，真是没法告诉你我究竟有多幸福。"

母亲说，在这每星期一次的星期日恐慌中，我竟然说自己有多幸福，可能这本身就是一个好征兆。确实是！这种想活下去的感觉在我心里重新燃起，它让我认识到自己需要负起自己对孩子的责任，需要更加高效地完成工作。既然我已经从那个深渊爬了出来，我可以开始这么做了。此刻，深陷恐慌之中的我却听见马洛"咯咯"的笑声。她在跟世界上最好的姐姐一起玩《我的世界》，不知道因为搭建了什么好玩的东西而笑了起来。莫名地，我感觉很乐观。能体验到乐观的感觉，我真是激动极了。

十九 / 夏令营的尾声

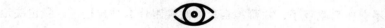

第九次治疗没什么特别值得说的,只不过外头依然是瓢泼大雨。那个 3 月成了犹他州史上雨水最多的 3 月。听到这个说法的时候,我不禁夸张地把这想象成对我们所经历这一切的隐喻。没错,一场洗礼。整个上午我都在忙一个网站的重新设计,这个网站鼓励食品公司从动物福利标准比较高的农场进货。有一点我得指出来,从治疗之前的几个星期开始,我就在饮食中加了一点点肉,我立马就觉得吃肉吃饱的感觉还真是不一样。我决定,再也不会在只吃豆子、甘蓝等素食的时候跑什么马拉松了。我也决定以后再也不跑马拉松了,绝对不会了。

跟前面 8 次一样,我们 3 个人爬进小货车,一路蜿蜒着到达电休克疗法中心,在候诊室里就座。格雷格递给我写字板的时候,我朝他开心地点点头。我坐下来填表的时候,只想在纸的正反面都画大大的叉,然后写上:"虽然因为工作和家务的关系我还是会有些焦虑，但除此之外，我感觉棒极了！"抽血医生在我胳膊上扎了好几回，然后我便朝着轮床走去，母亲和继父在后头跟着。然后是温暖的毛毯，电极片固定的线，利多卡因，异丙酚，还有所有的程序。再然后便到了绝对虚无的极乐世界，那个深渊。

醒来的时候，我透过模糊的视线扫视一周，最后终于看清了克里斯的脸。他什么都还没说，我张口便是一句："我一直有洗澡。"就好像他真的能理解这句话的意思似的。我猜他八成会想，*好吧，这是我听过的最差劲儿的调情了。*

但我说的是真的。最近我一直都很规律地洗澡，涂睫毛膏。还有几回，我甚至还涂了粉底液和眼影呢。现在我穿的是牛仔裤和衬衫，不再是上健身课穿的那种衣服了。孩子们放学回家，看到我干净的头发和整洁的衣服，心里都会嘀咕到底发生了什么。那天晚上，我坐下来跟利塔一起看《大学生费莉希蒂》，没等她靠在我腿上并打开电视，我便问她能不能先聊一聊。

"可以呀。"她说，一脸惊讶。通常我们都是看完了电视，遇到了一些必须讨论一下的人生话题，才会来一次深刻的交流。

"没什么事吧？"

"我正想跟你说这个呢，"我回答道，"一切都很好。真的，非常好。"

"我本不想说什么的，"她说，"那个……你一直做的那个……

管用了吗？”

“是的，管用了。”我说，“我感觉好太多了。现在我可以无比舒畅地呼吸了。”

“就好像……”感觉她在尽量说得温柔些，“就好像上周，尤其是上周。好像……我不知道……好像不那么厉害了，知道吗？”

“嗯，我知道。我知道。”

“好像，通常你睡觉的时候外婆都想让马洛和我安静点儿，但你没怎么睡觉。而且你看起来，就好像……就好像，轻松了好多。”

“是吗？”听她这么说，我本想笑呢，不过我没笑。我知道，虽然我周围的人都能感觉到我的焦虑，但她的体会比任何人都要强烈。这没什么好笑的。

“是的，就好像你完全变了一样。你一直在笑，微笑，还有大笑……一切看起来都不一样了。”

“你知道我一直都想好起来。我一直一直都想好起来。”她点点头，然后突然伸开双臂，抱住了我，脑袋靠在我的右肩上。我轻抚着她的头发，闻着她头发的味道。“对不起，我花了这么长时间才好起来。真的对不起。我知道你受苦了，我真的非常非常对不起你。”

“没事的，”她趴在我身上说，“我知道你有很多事情要忙。而且，你一直都是一个人在忙。”

"很多都是我一个人做的，"我表示赞同，"但外婆，还有罗布外公也帮了很多忙。没有他俩，我自己做不了这些的。而且，你也帮了很多忙呀。你知道的，对吧？"

"我有吗？怎么帮的？我一直得让你送我去上学，去上舞蹈课、钢琴课，有时候我还会陷入那些情绪。对不起——"

"不，这都不怪你，你没错。"

"但是——"

"没有但是，利塔。是我脑子的问题。我需要想办法让我的大脑重启。"我努力想办法跟她解释清楚，"就好像我的大脑被困在了大海里，没有救生筏，它只能不停地踩水，直到它累得再也没有力气挥动四肢。然后，到了一定程度，它就一点儿都动弹不得了。我们得在它沉没之前，派个救生船过去。可以这么说吧，等我们到达的时候，它差一点儿就要被淹死了。不过，我很高兴我们及时赶过去了。我说'我们'的时候，也包括你在内，因为你那么努力，因为你是马洛最棒的姐姐。你对她那么好，这真是帮了我的大忙了。"

"真的吗？"她问。

"当然是真的。"我答道，"你陪她玩，陪她念书，你还帮我提醒她作为一名积极公民应该做的事情。她今年有忘记过自己的午餐吗？"

"有吗?"

"一次都没有!每天早上我们出门的时候,你都帮我提醒她不要忘记带了,哪怕这么小的一件事也可以帮我减轻负担。"

"我真高兴这个管用了,妈妈。我担心极了。"

"我知道你担心,真对不起。但是,以后你再也不用担心了。我也非常高兴这个管用了。"

***

两天后,也就是 2017 年 3 月 29 日的下午,我父母来到我家,带我去做最后一次治疗。我们每个人都觉得这是个非常庄重的时刻。等他们进门之后,我为了打破这沉重的沉默,两手一拍,然后说:"还得再麻烦你们俩送我一程到死亡之地呀!"

"你太可怕了。"母亲说。

我跟他俩先前说过这事儿,所以我现在可以确切地说,当时我们仨都觉得很悲伤。我们就像一起参加夏令营的朋友,到了最后不得不说再见。不是说我真要和他们说再见,只是我们一起经历了那么深刻的事情,它让我们如此紧密地联结在一起,一想到要结束了,竟然觉得肉疼。这是我们最后一次开车沿着蜿蜒的道路行驶,最后一次坐在候诊室里,一起看来来往往的人群,看他们脸上被绝望扭曲的神情。这是我最后一次感受那个针头扎进我的胳膊，感受疼痛一直延伸到下巴那里。这是我最后一次看到继父一脸解脱的表情，庆幸总是说个没完的母亲终于可以放过他而来找我当听众了。

当我躺在轮床上，额头的线已经固定好，温暖的毛毯盖在我身上，掖得好好的，我抬起头，仔细看看屋子里的每一张脸。研究助理、继父、母亲、两名护士、一名叫惠廷厄姆的麻醉医生，还有米基医生。惠廷厄姆医生开始给我看那一瓶瓶液体了，但我有话要说。

"米基医生！"我大喊道。

他刚才一直在低头看着写字板，听到我叫他便抬头往我这边看过来。他看我很着急的样子，便走过来。等他在我旁边站定的时候，我朝他咧嘴一笑。

"谢谢你，"我说，"谢谢你又给了我一次生命。"

"我很高兴你感觉好起来了。"他微微一笑，说着便脸红了起来，被人夸总会让他觉得有些不好意思，"这是我们一直努力要做的。"

我又扫视了一遍整个房间："谢谢你，谢谢大家。我女儿又找到妈妈了，是你们把我还给了她们。谢谢你们。"

一星期之后，布什内尔医生跟我说，所有参与我的治疗的人都是自愿奉献自己的时间的。我震惊了。我永远不会忘记。我永远无法报答这份恩情。我只能大声说出来，写下来，每次给马洛唱歌哄她睡觉的时候想起他们来。因为他们，我才能依然活着，才能给我的孩子唱歌。

惠廷厄姆医生问我准备好了没有，我点点头。我准备好最后一次进入那无边的黑暗，那个吞噬一切而又无比静谧的地方。那里没有担忧，没有思考，没有挣扎着跟上生活无情节奏的痛苦，那是一方纹丝不动的黑暗之潭，空无一物的极乐之地，治愈一切的深渊。

惠廷厄姆医生举起异丙酚的瓶子，我又仔细品味了一下最后的时刻。我记住了房间的形状和颜色。当她跟我说要准备开始麻醉的时候，我抬头看看母亲的脸，点点头。她也朝我点点头，我们很清楚彼此在想什么。然后……什么都没有了。

最后一次坠入"零"的深渊。

然后，突然我醒了。我活着，靠着自己的呼吸活着。母亲再也不用担心躺在轮床上的我能不能自主呼吸了。10 次治疗结束了，实验结束了。最后一次"醉酒"状态的我一直保持沉默，可能还沉浸在这份礼赠的神圣之中。

当护士问我今年是哪一年的时候，我安静地答道："是 1979 年。"

不知为何，母亲开始笑起来。

二十 / 我的使命

几星期之后，我坐在了梅尔的对面。我盖着那条橙色的毛毯，流苏在我腿边耷拉着。既然治疗已经结束，我便又开始每个星期三下午 3 点到她那儿咨询了。她一脸得意，正等着我说什么呢。我坐在那儿笑着，揉搓着太阳穴，不知道该从何说起。

"怎么？"她问。

"就像阿黛尔那首歌唱的一样，只是我这个经历一点儿都不让人难过。就好像阿黛尔跟那个狂妄自大的混蛋分手了，然后她高声唱：'你好，相隔千里的人——再见！'"

"你太逗了。"梅尔说。

"她一点儿都不觉得难过，一丁点儿都不。要是她再给那个混蛋打电话，那才见鬼了呢。"

我努力总结这一切，尽量避免提到那些小细节，因为别人是不会理解的。比如格雷格的运动鞋、洛朗头发的颜色，还有我一手拿着写字板、准备问自己到底有多想死的时候，我看着那问卷，瞬间意识到某个开关已经被触发了，那个时刻我的感觉。我抬头看见坐在前座的继父，因为爱我而牺牲自己时间的继父。妈妈在电休克疗法中心跑前跑后，只为确保每个人都守规矩：不用芬太尼，不用昂丹司琼，要温暖的毛毯，把她的眼睛用胶布粘上，苹果汁准备好！跟莫莉一起聊实验室的故事，那个巨大的针头扎进胳膊的感觉，还有一遍遍跟人确认自己还没有开始性生活的事儿。米基医生是一个多么少言寡语的人，但组织这项治疗并动员所有这些好人自愿牺牲自己时间的人正是他。还有跟克里斯无休止地争论今年到底是不是 1979 年。

"我感觉非常好。"我说，"我已经在犹他州跟人约会了呢，他没有让我觉得想死。"

"开玩笑呢吧？"她问。她已经花了好几个小时听我讲以前网上约会的故事，还帮我分析为什么我总是给自己添堵。

"是真的，这没什么大不了的。他是个音乐家，算是吧，白天他在摄影棚工作，有时候会工作到深夜。我们见过几次了。"

"你喜欢他什么？"

"这个，他有工作！天哪，我的标准可真够低的。我们两家人都信摩门教，都来自南方，这一点很好。他有点儿古怪，但这挺可爱的。不过，事情发生在我最后一次治疗之后。"

"你什么意思？"

"怎么说呢……我父母连续两个晚上带孩子们出去吃饭，好让我忙一忙工作的事儿。他给我发短信，问我能不能过来打个招呼。孩子们都不在家，所以我就跟他说过来吧。然后，我也不知道为什么，但是我跑到楼下我房间里拿了个什么东西，之后他开始弹钢琴。我们家小，钢琴的声音那可是逃不掉的。我正要上楼回去的时候，他竟然开始弹治疗乐队的一首歌。我怔住了，我僵在那里，完全动弹不得。真是难以置信，我简直震惊了。那首歌——歌名叫'信任'——高中的时候因为戴维·史密斯伤了我的心，我反复弹的就是那首歌。哦，天哪，戴维·史密斯。高二的时候，把我比作《源泉》里的多米尼克，我就去看了那本书，然后爱上了他。说起来还真有点儿难为情。"

梅尔笑了起来。

"我知道，我就是个戏精，但你听我说完。"

"对不起，你继续。"

"没错，当时我就是个情绪变化多端的青少年，而且刚刚心碎得一片一片的，不过咱俩都知道我高中的时候有多抑郁。只不过，我当时不知道那就是抑郁。"

"你小时候就开始抑郁了。"她说，似乎是在提醒我。

"没错。再说这首歌——我之前一遍又一遍地弹这首歌，弹了好几个月。那时，我躺在漆黑的卧室里，不停地哭。这首歌就是我抑郁的背景乐。"

"他知道吗？你约会的那个人知道吗？"

"不知道！我说的就是这个。全世界有那么多首歌，他偏偏弹了这一首！哪一天弹不行？偏偏在那一天！我已经至少十几年没听过那首歌了。他竟然在我治疗的最后一天，那个治好了我人生中最惨的一次抑郁的治疗的最后一天，弹奏我抑郁的背景乐。"

"这可真够荒唐的。"她表示同意。

"我不想把这说得有多玄乎，但事情确实如此，梅尔。"

"你继续。"

"我要去巴黎了。"

她摇摇头，一脸不解。

"我记得第五次治疗结束之后，我坐在我家前厅给米基医生发信息向他表示感谢。突然，我觉得应该让更多人知道这事。这可以拯救许多人的生命。"

她点点头，等我继续说下去。

"我知道你、我，还有我妈妈，都曾经害怕乔恩知道这事——知道我的抑郁有多糟糕这事——但这个太重要了。我想写一本书。"

"好的，首先，这是你想做的事。光是你自己得出这个结论就已经很了不起了。其次，谁管乔恩会不会发现呢？我们已经不在乎了。"

"没错，这结论是我自己得出来的。不过，有一天下午，母亲发觉我还在因为辞职的事情拿不定主意——哦，对了，我辞掉那个非营利机构的工作了。我本打算等着你给我打打气呢，但我都死过10回了，管他呢。能活着辞掉工作，我真是太开心了！而且，我一点儿都没犹豫。我问我自己，我的心理医生会叫我怎么做呢？然后我就做了。"

"希瑟！"她尖叫道。

"我知道！但你等一下！那天我们正准备去做第七次治疗，我母亲感觉到了我的犹豫。怎么说呢，钱是个问题。我要判断一下这份稳定的收入值不值得让我总是恐慌发作，我这么跟她说的时候，她直直地盯着我的双眼说：'你看着我，你的使命不在那些牛身上。'我却笑了起来，因为她的话听起来就好像她跟牛有什么过节儿似的。但随后我发现她马上就要哭了。她说：'你的使命在你姐姐那里，她的孩子正遭受着她无法理解的东西的折磨，而你可以帮她了解孩子们的世界。你的使命是帮助她的孩子，让她孩子的妈妈能有个参照，让孩子们可以把自己的感受告诉她。'"

"所以，你去巴黎是去写书，对吗？"

"是的，是去写书。我女儿有半个暑假会去纽约她们爸爸那里，所以，我为什么不好好利用这段时间写写书呢？"

"希瑟，这是你最棒的主意了。当然，接受治疗也是。真厉害，我站起来给你鼓掌。"

"谢谢。这个决定做起来很容易。事情好像都变得容易了。我不知道该怎么解释。"

"是因为你整个人放松了，是这个原因。你脸上的表情变化简直太大了，我一看就知道你好了，因为现在你身上散发的完全是另一种力量。"

"是的！没错！我是说，之前我跟美国电话电报公司的人打电话，跟一个客服代表说我要去哪里。她很友好地跟我聊了起来，问我是不是跟别人一起去。我跟她说，不是的，我自己一个人去巴黎，去写书。然后她问我去那里要写什么东西。当时我想着，哦不，要坏事了。接下来要尴尬了。所以我跟她说，'是一本关于抑郁的书'。然后，梅尔，我是说……然后她立马来劲儿了，开始问起我她自己抑郁的事情，然后滔滔不绝地讲起了她那几个月如何跟自杀意念斗争的事情，讲她爸爸如何挺身而出救了她一命，讲了45分钟。到最后，我们俩都哭了。因为继父也为我做了同样的事情。老天爷啊，随便一个美国电话电报公司的客服都是这样。"

"那是一个爸爸应该做的。"她提醒我。

"是的。我现在知道了。我现在知道了好多。总是不停地有人冒出来，好多我不认识的人，跟我说抑郁给他们的生活造成了多大的影响。一次又一次，我觉得自己总是在跟人聊这个。就是……

毫无缘由地。我跟他们说我自己的经历的时候，他们甚至连眼睛都不带眨的，没有一个人相信。"

"他们怎么可能相信呢？你看看你自己。我从未见过你这么自信，这么充满活力。你脸上甚至洋溢着光彩。还有你的眼睛，希瑟，刚才你进来的时候，你的眼睛就好像在说，你刚才抢了一个糖果店，而且一点儿都不担心被人抓到。"

我小声地笑了笑，坐在那里好好品味这一切。

"你得向我保证几件事。"她说，我能感觉出她是认真的，"这本书……没谁知道你有多害怕失去自己的孩子，对吧？"

我摇摇头。

"你要在这本书里把这个写上，单身爸爸／妈妈需要听你说说这些，哪怕没有抑郁的单身爸爸／妈妈也经常害怕这个。我几乎每天都能遇到。你的使命也包括帮助他们。别忘了。"

"好的。"我点点头表示同意。

"还有你父亲——"

"哦，天哪，等等——"

"听我说完。你、你母亲、你姐姐、你哥哥，你们在他跟前都是小心翼翼的，好像他是某种地雷，专等着你们踩上去呢。你知道，我是觉得你应该像踩蹦床一样踩上去，不过他毕竟是你父亲，你一直试着去接近的父亲。天底下有多少父亲不愿意接受自己孩子所谓的缺点啊？我不是说抑郁是什么缺点——"

"我明白你的意思。"

"这些孩子也需要听听你的声音。你的经历就是他们的经历。你已经忍受一辈子了。"

我点点头。然后我想到天底下那么多孩子，他们的父母不相信他们，便忍不住悄声哭了起来。我们是多么不想感到孤独啊。

我们不想有这种感觉。

只要能不再有这种感觉，我们愿意付出一切。为了能不再有这种感觉，我们什么都愿意做。我们中有的人相信唯一的出路就是死，我为他们而哭。我祝愿我们所有人的身边都能有一个像我母亲那样愿意聆听、愿意相信的人。我更为没能找到这样一个人，没能挺过去并从那个洞里爬出来的人而哭。我为那些深陷谎言怪圈的人而哭，他们深信这世界没了我们会变得更好。

请相信我们啊！

请帮帮我们找到方向，走出深渊，重新相信这世界没了我们不会变得更好。

尾声

到 2018 年 8 月，又过了 18 个月，我没再抑郁发作。我脑子里没再闪过类似"要是现在死了该多好"这样的念头。我依然觉得自己获得了第二次生命。我内心依然充满希望。我活力四射，我甚至敢大声说，我很幸福。

最近，我去了米基医生的办公室采访他，就在距犹他大学电休克疗法中心几个街区的地方。这是治疗结束之后，我第一次见到他。上次我抑郁发作持续了 18 个月，而如今，同样过去了 18 个月，我坐在米基医生的对面，感觉很健康，很好，很幸福。

他金色的头发让他看起来依然很年轻。他一开口，便让我想起以前我们说话时他一直是多么温柔。跟治疗相关的一些技术方面的东西，我想让他帮忙解释一下。

"你能不能再跟我多讲一讲'abyss'（深渊）？那到底意味着你对大脑做了什么？"

"你说 BIS 呀，B-I-S，好的，没问题。"他答道。

"不，我是说'深渊'。"我又解释道，"有一回治疗的时候，我母亲拍了一张监视器上线条的照片，给我看代表我脑活动的那条线。当那条线趋于零的时候，你们就叫它'深渊'。"

"这个，其实是监视器的名字叫 BIS，跟 abyss 的读音有些像，是脑电双频指数的英文首字母缩略词。"他解释道，"这是一种类似于脑电图的机器，可以向麻醉医生提供一些反馈信息。我们用这个机器来监测异丙酚治疗，因为我们麻醉的程度比任何类型的外科手术都深得多。"

他后面又解释了每次治疗，他和麻醉师共同努力想要达到的暴发抑制的状态。我很庆幸我把我俩的谈话录音了，因为我全程想的都是第一次治疗我处于麻醉状态时，母亲听错了他的那一番话。她以为他指着监视器上停留在最底端的那条线，把那个状态叫作"深渊"呢。而我也觉得这个词语太有道理了，竟然从未怀疑过。"深渊"这个词太能代表我拖累着母亲经历 10 次治疗这段经历了，我甚至把这个词刻在了金项链上，母亲节的时候当作礼物送给了她。

离开米基医生的办公室之后，我立马给她发短信："妈妈，有件事要跟你说，你先坐好。"

那天上午我还发现，米基医生和他的团队已经完成了第一轮的异丙酚研究。这轮研究包括 10 个患者，每个患者都在 3 个星期内接受了 10 次治疗——这 10 个人是史上首次以这种方式接受异丙酚治疗的人。他说有 6 个人表现出了积极的疗效。这当然也包括我，我是第三位患者。在这 6 个人中，有 5 个人在 3 个月后仍然保持着积极的状态。我不知道另外 5 个人是什么感觉，但我做完这项实验治疗已经 18 个月了，至今依然跟第五次治疗之后看着那份调查问卷时的心情一模一样——我以前真的想过死吗？

我问米基医生觉得这个研究结果怎么样，他说他很受鼓舞。"作为一名科学家，你必须严于律己，这是科学家应该做的事。"他说，"对于我们所看到的一切，你必须小心谨慎，必须思考会不会有其他可能的解释。治过那么多难治性抑郁之后，这个结果还是挺令人印象深刻的。这个结果跟我们看到的电休克疗法的治疗结果是同一类的。我们看到响应率很高，通常见效也很快。"

他说，其他的解释包括疾病本身的自然发展过程——许多抑郁自己就结束了，因为这是一定环境导致的抑郁。还有安慰效果要考虑，以及患者突然受到医务人员、家庭成员的关注等，甚至准备治疗之前的节食也是一个考虑因素。他说："接受治疗的时候，你必须一周节食 3 次，然后持续 3 个星期，这会不会有抗抑郁的效果？我们觉得应该不会。我们觉得这不太可能，但我们没有确切的依据。"

我现在不再一周节食 3 次了。我不再跟母亲和继父一起花那么多时间去电休克疗法中心了，我依然有一个永远完成不了的清单，上面列满了"所有必须做的事情"。我知道我的抑郁是不会自己结束的，我敢肯定如果没有这次治疗，我还会永远待在深渊里。我的生活会跟以前一样混乱，一样难以管理，但现在我能应对。

布什内尔医生要求我每 3 个月去他那里一次，做个健康检查，然后他给我续药。我现在服用 6 种不同的抗抑郁药，也包括原先治好我失眠的药。在治疗的时候，这 6 种药我都吃过。布什内尔医生给我换了几种抗抑郁的药，因为某些药可能会因激素变化、生理变化、年龄以及其他种种原因而失去药效。当治疗结束的时候，他向我强调，要一直坚持吃药，这有助于预防我的精神健康变差。我乖乖地遵医嘱。虽然听起来每天还是要吃很多药，但现在我开心了——如果有必要，哪怕再多吃一倍我也乐意。

在过去的 18 个月里，我多次收到要我去参加各种有意义的长跑比赛的邀请，每次我都毫不犹豫地拒绝了。我一直服用的这些"药"，有一些可以帮助我识别可能会引起我焦虑的因素。我要么完全躲开这些因素，要么想办法应对。我养成了更好地看待生活的方式。那个治疗治好了我的大脑，我可以开始改变我的想法了。其中就包括向别人求助，**总是向别人求助**。我觉得我幸福的一大原因，是我请了一个青少年，让她帮我陪马洛练琴。

以前我总觉得自己很善于选择自己的战场。但那次抑郁让我明白，我实在是太不会选了。为了应对焦虑，许多东西我都要学会放手。这对一个什么都要争第一的人来说并不容易。我每天都要练习放手，这太难了。但我努力做了——为我自己，为我所爱的人，为了所有用生命在抗争的人。

后记

布赖恩·J.米基医生，医学博士

如果你遭受着一种脑病的折磨，这种病最典型的症状是让人绝望，让人有一种无法摆脱的自杀冲动。面对这些症状，你可能已经想办法努力寻求医生的帮助了，你尝试了几种治疗方式，但依然没有任何改观。那么，你跟世界上其他数千万人一样，你得了难治性抑郁。

作为一名精神科医生，我专门研究这种疾病，我的一个角色是给大家带来希望。这种希望确实是有理有据的希望。如今，我们有比以往更多、疗效更为显著的药物和精神疗法。最近几十年，我们研究出了新的脑刺激疗法，比如经颅磁刺激等。另外，我们对精神病学最古老最有效的脑刺激干预治疗方法——电休克疗法进行改进，使之副作用减少，成了最安全的医疗手段之一。

不过，这些还远远不够。其中许多可能的干预方法，其成功率往往不足50%。此外，副作用的存在也让许多人无法尝试或者继续接受治疗。更糟糕的是，机会不足、报销少、歧视、公众误解等等依然是我们面临的阻碍。种种困难和挑战相叠加，导致人们陷入长期的抑郁，有些人甚至可能持续数年之久。

正是在这种背景下，包括我在内的许多科学家努力寻找新的治疗方法，企图开辟一个不同的途径。要是这些新方法确实与众不同，就有可能比现有治疗方法更有效，或者有更好的耐受性。异丙酚的治疗在这个阶段应运而生。

显然，希瑟·阿姆斯特朗跟普通的研究志愿者不同。她用自己令人信服的声音说出了自己的人生故事。不过，希瑟跟其他接受异丙酚治疗的人还是存在两个共同点的。第一，她遭遇了原因尚不明确的这种折磨人的疾病。第二，尽管有病在身——或者正是因为患病？——她依然勇敢地自愿接受这次干预治疗，这种治疗方法虽然效果尚未被证实，却有望促进医学的进步。

需要强调的是，希瑟知道她可以选择那些效果已被证实的治疗方法——不过其局限之处前面已经讨论过。她也知道，异丙酚从未被用于此目的的人类疾病治疗。虽然我们团队有理由相信异丙酚或许会有抗抑郁的效果，但我们基本上靠的是自己的研究直觉。她还知道，虽然我们觉得这个程序相对比较安全，但仍然有一定的概率会引起严重伤害，甚至有死亡的风险。

如果换作你，你会自愿参加吗？或许你会因为这有助于产生新的知识，将来某一天可以帮助他人而受鼓舞参加这项实验。可能你会愿意相信这个研究团队，相信这个科学组织，相信发起人。或许你可以冲破抑郁的牢笼，或者暂时地把抑郁推到一边，或许你可以在知情表上签字，勇敢地踏入未知的世界，就像希瑟那样。

　　希瑟参加的研究或许是某种新的开始。但异丙酚对难治性抑郁的疗效依然是未知的。我们依然有很多工作要做。

致
谢

　　我要感谢我的编辑热雷米·吕比-斯特劳斯。感谢在我给他打电话，告诉他我想写这本书的时候，他忍住了要问我"你做了啥"的冲动。要不是他对这个故事有信心，估计我还在挨家挨户地敲门，跟别人一个一个地解释某个开关打开了呢。他不仅给予我支持，还给了我许多建议。我文章里有许多明显不成句子的地方，还全用的大写，都是他帮我修改的。我已经替你们给他送了花。

　　衷心地感谢大学神经精神研究所团队的所有人，尤其是布赖恩·米基医生和斯科特·塔德勒医生，感谢他们给予我如此周全的照顾。我欠劳里·布什内尔医生的恩情，用一个肾，甚至两个肾都还不清。他是这么说的：我中大奖了。当米基医生在找实验研究对象时，我恰巧坐在了他的办公室。能成为全世界第三个参与这项研究的人，我是何其幸运啊！

　　我还要感谢我的心理医生梅尔，在我人生至暗的时刻引导我，相信我内心仍有对孩子们的牵挂。如今我可以坦然地吃玉米片蘸莎莎酱，这全是她的功劳。

　　我也要谢谢西蒙·惠特克罗夫特，感谢他在 2016 年波士顿马拉松比赛时带领我冲过终点线。我要感谢卡伦·沃尔龙德，她向我展示了自信女人该是什么样子。她可以看着"我有多想死评估表"上的第十一项——就是问怎么审视自己的那一项——然后心想，这*世界由我统治*。我要谢谢罗克珊·萨尔米恩托，在泰国芭堤亚时，她同情的一瞥让我明白，我向她吐露的有关我食欲的严重问题，她听见了，懂了，也信了。感谢迈克尔·勒普 2016 年 2 月在新西兰惠灵顿喝酒的时候，问我这一生中我最想要的是什么。他没问我之前，我从来没有认真考虑过。第五次治疗结束后的那天，我坐在前厅看着我女儿来来回回地玩滑板车，我突然想起那次谈话。那时我便有了答案："我想安静。我想看着我的孩子做孩子。"

　　真诚地感谢约翰·布雷，感谢他听出了我声音里的悲伤，感谢他总是时不时地来确认我是否安好。感谢史塔夏·希德劳，在我最需要的时候轻抚我的头发。感谢艾维·欧内斯特，她是我的闺蜜，感谢她为我女儿张罗过夜派对。感谢艾维和乔希，他俩像爱自己孩子那样爱护我的女儿。

　　我还要感谢乔丹·弗尼，她让我相信巴黎不是一个普通的欧洲小镇。若不是她的鼓励，我绝不可能定下在巴黎待 3 周的决定。

巴黎是这本书诞生的地方，巴黎也是我获得重生的地方。巴黎给予我的一切不胜枚举，我对巴黎的感激之情三天三夜都写不完，但简而言之，我日日沉醉在巴黎蜿蜒的街道中，它让我的内心充满了诗句。

我想谢谢可可，我的小型澳大利亚牧羊犬，当我在犹他州盐湖城的自由公园散步，试图找回在巴黎的节奏时，它一直陪在我的身边。

如果没有我的好朋友凯莉·威克姆的指导、帮助和善心，这本书也写不成。她对我如此深信不疑，我自己甚至都要信她的话了。在所有朋友中，我第一个把治疗的事情告诉了她。那是我开始治疗之前，她听了之后，毫不犹豫地喊道："管他呢，去啊！"我永远不会忘了她话音里满满的信心。

我想感谢 Phantogram、War on Drugs、Rostam、Yoke Lore、Adorable、Conner Youngblood 等乐队，感谢它们为我的恢复之旅提供配乐。

感谢乔恩·斯邦纳斯在最开始的时候让我充满活力，感谢他让我知道想要感受事物是什么感觉。感谢 VJC 让我明白还可以再次恋爱。感谢乔琳·威拉德森硬要我在一次资金募集会上留下来，后来我才能跟这个叫皮特·阿什当的男人喝上酒。这本书的每个字、每一行、每一段都离不开他的功劳。我所有的爱慕、敬意和真诚都献给他。他为了我上刀山下火海，不辞辛劳。他敞开自己家的大门，欢迎我和我女儿。我能活着，都是因为我女儿的需要、渴望和睡前仪式。如果没有这次治疗，我可能根本无法接受他的支持，无法接受让他自愿帮我完成这部作品的好意。哪怕宇宙毁灭了，我也会一直爱着他。

我要感谢母亲琳达·奥尔，感谢继父罗布·奥尔。这本书就是我写给他们俩的情书。他们牺牲了自己，只为让我能活过来，我每天都拼尽全力，要对得起这份礼赠。他们始终如一的慷慨成就了别人，他们一次又一次的出现让不可能的事情成为可能，这是他们的业绩。孩子们以他们为榜样，也学会了如何去爱，这也是他们的业绩。

最后，我还要感谢我的两个女儿，我写下的每一个字都是受她们的鼓舞。我这一生都是献给利塔·爱莉斯和马洛·艾丽丝的情书。我想活着，看她们俩活着。对她们的爱是我坚持下去的动力。我一生最大的希望就是做一个好母亲，就像我的母亲爱我那样爱她们俩。